Ulrich Sachsse

Proxy – dunkle Seite der Mütterlichkeit

Proxy – dunkle Seite der Mütterlichkeit

Herausgegeben von

Ulrich Sachsse

Unter Mitarbeit von

Dieter Birnbacher
Heidi Möller
Tilmann Sachsse
Ulrich Sachsse
Kirsten Stang

Schattauer

Bibliografische Information der Deutschen Nationalbibliothek
Die Deutsche Nationalbibliothek verzeichnet diese Publikation in der Deutschen Nationalbibliografie; detaillierte bibliografische Daten sind im Internet über http://dnb.d-nb.de abrufbar.

Besonderer Hinweis:
Die Medizin unterliegt einem fortwährenden Entwicklungsprozess, sodass alle Angaben, insbesondere zu diagnostischen und therapeutischen Verfahren, immer nur dem Wissensstand zum Zeitpunkt der Drucklegung des Buches entsprechen können.
In diesem Buch sind eingetragene Warenzeichen (geschützte Warennamen) nicht besonders kenntlich gemacht. Es kann also aus dem Fehlen eines entsprechenden Hinweises nicht geschlossen werden, dass es sich um einen freien Warennamen handelt.

Schattauer
www.schattauer.de

Printed in Germany
Umschlagabbildung: © altanaka, www.fotolia.com
Satz: Satzpunkt Ursula Ewert GmbH, 95445 Bayreuth
Gedruckt und gebunden von Esser printSolutions GmbH, Bretten
ISBN 978-3-608-43153-7

Erster Nachdruck, 2019

Projektleitung: Ruth Becker
Lektorat: Volker Drüke, Münster

Auch als E-Book erhältlich

Vorwort

Dieses Buch wird polarisieren. Bisher habe ich kein Selbstzeugnis einer Frau gefunden, die einmal ein Münchhausen-by-proxy-Syndrom hatte, also ihre Kinder immer wieder so schwer geschädigt hat, dass sie medizinisch behandelt werden mussten.

Frau „Proxy“, die hier zu Wort kommt, war Opfer und ist dann Täterin geworden. Das verwirrt, das löst einfache Schwarz-weiß-Schemata auf, das zwingt zum Nachdenken.

Ausgewiesene Experten nähern sich mit ihrer Perspektive diesem Selbstbericht: ein Medizin-Ethiker und eine Fachfrau für Kriminologie, Feminismus und Psychoanalyse, eine Juristin, ein Kinderarzt und ein Psychotherapeut.

Alle Beiträge sind Annäherungen. Niemand wird für sich in Anspruch nehmen, dieses Phänomen restlos zu verstehen oder es erklären zu können.

Das Buch erweitert das Spektrum von Weiblichkeit und von Mütterlichkeit. Es zwingt zum Nachdenken und dazu, sich selbst in diesem Feld aus Dilemmata und Ausweglosigkeiten zu positionieren.

Dieses seltene, aber dann sehr schädliche Syndrom zur Diskussion zu stellen, wird auch unerwünschte Nebenwirkungen haben. Die Wirkung, darüber sprechen zu können, sich als Betroffene in Therapie oder Beratung begeben zu können, überwiegt.

Verschweigen, ausblenden und verleugnen war mittelfristig immer der schlechtere Weg.

Göttingen, im Sommer 2015 — Ulrich Sachsse

Inhalt

1 Bin ich eine Monster-Mutter?

by Proxy

Ich darf mich Ihnen vorstellen: Mein Name sei Proxy. Komischer Name, werden Sie sagen. Stimmt. Ist natürlich nicht mein richtiger Name. Mit diesem Namen zeige ich mich Ihnen und verberge mich gleichzeitig. Ich zeige Ihnen, was für ein Problem ich habe und welche Probleme ich in meiner Vergangenheit meinen Kindern gemacht habe. Denn ich bin eine Mutter mit »Münchhausen-by-proxy-Syndrom« (MBPS), auf Englisch: »Munchausen-by-proxy-Syndrom«. Münchhausen oder Munchausen nach Hieronymus Carl Friedrich von Münchhausen, dem berühmten »Lügen-Baron«. Alles komisch, alles verwirrend, alles schwer nachvollziehbar. Wie das Störungsbild. Das besteht darin, dass ich als Mutter in der Vergangenheit meinem Kind Schaden zugefügt habe. Ich habe meine Tochter krank gemacht, schwer krank. Vorsätzlich? Geplant? Kriminell? Psycho? Bin ich eine »Monster-Mutter«? Vielleicht, teils-teils, sowohl als auch. Wir werden sehen.

Gleichzeitig verberge ich mich mit diesem Namen natürlich. Denn ich möchte meine Geschichte veröffentlichen, um sie bekannt zu machen und damit die Möglichkeit zu eröffnen, dass auch anderen Müttern und ihren Kindern geholfen wird. Mich persönlich möchte ich aber verbergen. Ich möchte nicht, dass Nachbarn über mich tuscheln, mit dem Finger auf mich zeigen, meine Kinder heute noch unter mir und meiner Störung zu leiden haben. Ich bleibe als Person anonym, inkognito, verborgen. Aber dass ich etwas tue, mit dem ich mich gleichzeitig zeige und verberge, passt auch irgendwie ganz gut zu mir.

Ach ja: Ich habe einen Ghostwriter, Herrn Sachsse. Dem habe ich meine Geschichte aufgeschrieben, mit dem habe ich mal therapeutisch gearbeitet, dem habe ich vieles erzählt, und der hat daraus einen hoffentlich gut lesbaren Bericht gemacht. Um Einiges zu verdeutlichen und anderes zu verschleiern, bin ich sogar ein bisschen aus mehreren Patientinnen zusammengesetzt. Auch das passt zu mir: Ich bin gleich mehrere Personen und Persönlichkeiten. Aber keine Sorge: Das hier ist nicht ein weiteres Buch über eine »Multiple Persönlichkeit«.

Ich bin jetzt so etwa 50 Jahre alt. Geboren bin ich in der Deutschen Demokratischen Republik DDR. Bei meiner Geburt war meine Mutter etwa 20 Jahre alt. In der DDR wurden die Menschen früher Eltern als in der BRD. Ich habe an meine frühe Kindheit kaum Erinnerungen. Es ist mehr so, dass etwas aus dieser Zeit zu mir in die Gegenwart herüberweht, ein Gefühl, eine Gestimmtheit, eine Atmosphäre. Ich hatte wohl immer die Empfindung, dass mein Bruder meiner Mutter näher stand. Ich fühlte mich weniger von meiner Mutter geliebt. Ich kam in den Kindergarten, meine Eltern ließen sich in meiner Kindergartenphase scheiden, und ich wurde mit sechs Jahren altersgerecht eingeschult. Das ist alles nicht sonderlich dramatisch, nicht völlig außergewöhnlich, nicht hochproblematisch. Eine Kindheit wie ich werden sicherlich sehr viele Kinder durchlebt haben und gegenwärtig durchleben.

Als ich etwa 10 Jahre alt war, stellte unsere Mutter uns Geschwistern mehrere Männer vor. Nein, nicht alle auf einmal; einen nach dem anderen. Ich vermute, sie hatte sie über Kontaktanzeigen in der Zeitung kennengelernt. Für meinen Bruder und mich war klar: »X« war am nettesten. X machte auch was her. Er hatte in der DDR ein eigenes Auto und sogar ein Boot. X bemühte sich um uns Kinder. Rückblickend frage ich mich, ob er sich um uns nicht sogar ein bisschen mehr bemüht hat als um unsere Mutter. Mutter war froh, dass sie einen Mann fand, der nett zu uns Kindern war, der von uns akzeptiert und gemocht wurde. Kurze Zeit später war die Heirat. Und ein halbes Jahr später brach meine Welt zusammen.

Was mir in den nächsten Jahren angetan wurde, ist das Schicksal von 2–4 % der jungen Mädchen und Frauen in Deutschland. Das sind einige Tausend. Genau hab ich das nie nachgerechnet. Also könnte ich auch wieder sagen: »Proxy, stell Dich nicht so an! Es passiert auch anderen, da bist du nicht die Einzige, so etwas gibt es eben.« Herr Sachsse hat mir erzählt, dass die »Prävalenz-Studien«, also die Studien darüber, wie oft etwas in einer Gesellschaft, in einem Staat vorkommt, in der westlichen Welt alle ähnlich sind. 20–25 % der Frauen werden bis zum 16. Lebensjahr mindestens einmal Opfer einer Straftat gegen die sexuelle Selbstbestimmung. Das beinhaltet aber auch Straftaten zwischen Jugendlichen: Übergriffe im Schwimmbad, Beobachten beim Ausziehen, drängende Annäherungen beim Tanzen bis hin zu Geschlechtsverkehr, bei dem hinterher gestritten wird: War das nun einvernehmlich oder eine Vergewaltigung? Solche Erfahrungen sind übel, sind mies, sie sind sehr schädlich, und unsere Gesellschaft sollte alles tun, dass sie so selten wie möglich vorkommen. Aber sie sind auch weit verbreitet. Es gibt kaum eine Frau – übrigens auch kaum einen Mann –, die oder der nicht in der Pubertät oder in der Jugend die eine oder andere sexuelle Erfahrung gemacht hat, auf die sie oder er gerne verzichtet hätte. Die Jugend ist eine Zeit, in der Erfahrungen gemacht, gesammelt werden, und einige dieser Erfahrungen bestätigen das Sprichwort: Aus Schaden wird man klug.

2–4 % der Frauen erfahren wiederholte sexualisierte Gewalt in Kindheit und Jugend im familiären Nahfeld. Das sind ebenfalls manchmal kurzfristige, verstörende und schädigende Erfahrungen, die aber durchaus von einigen Kindern bewältigt werden können, wenn das soziale Umfeld gut und kompetent damit umgeht. Fast immer schädlich ist wiederholte, langfristige bis langjährige sexualisierte Gewalt mit Überschreitung der Körpergrenzen. Das schädigt fast alle Mädchen. Statistisch betrachtet ist es zusammen mit schwerer Vernachlässigung und physischer Gewalt, also Prügeln, die häufigste Schädigung von Kindern in unserer Gesellschaft. Gewalt von Erwachsenen schädigt weit mehr Kinder als der Fuchs-Bandwurm, irgendein aktueller Mode-Virus oder BSE im Hackfleisch. Bis vor zehn Jahren hat die Gesellschaft diese Schädigungen heruntergespielt, sich nicht genug darum gekümmert, sie nicht ernst genommen. Inzwischen ist das anders. Inzwischen gibt es da sogar einen Sonderbeauftragten des Bundestages, erst eine Frau, jetzt ein Mann. Auch Männer werden Opfer sexualisierter Gewalt, aber ich bin eine Frau und spreche hier von mir, meinen Überlegungen und Gedankengängen. Ein bisschen was hat Herr Sachsse ergänzt, aber gar nicht mal so viel.

Die nächsten Seiten sind nicht schön. Und Sie sollten sie auch nicht lesen, wenn Sie selbst irgendein Problem mit sexualisierter Gewalt haben. Dann könnten diese Seiten Sie »triggern«, unverarbeitete Erinnerungsbruchstücke wachrufen, die Ihnen dann Probleme machen. Ich will Sie nicht schädigen, ich will Ihnen keine Probleme machen. Aber ich will auch aussprechen, was hinter dem nüchternen Begriff »sexualisierte Gewalt« ganz konkret für Erfahrungen stehen.

In welcher Sprache soll das erfolgen? Es gibt dafür keine richtige Sprache. Entweder die Sprache ist verschleiernd, beschönigend, undeutlich, unklar. Oder die Sprache ist Porno, obszön, dreckig, abstoßend. Oder sie ist medizinisch, versachlichend, gestelzt, irgendwie pseudo. Sie ist also immer falsch. Es gibt für solche falschen Erfahrungen einfach keine richtige Sprache.

An den ersten Übergriff habe ich gar keine Erinnerung. Aber in den folgenden Jahren hat mein Stiefvater X jeden zweiten bis dritten Tag an mir massive gewalttätige sexuelle Übergriffe verübt. Es gibt wohl nichts, was in Porno-Filmen vorkommt, was er nicht mit mir praktiziert hätte. Manchmal war sein bester Freund aktiv beteiligt, oder der hat zugesehen und sich dabei befriedigt. Während X mich vergewaltigte, habe ich ihm manchmal Pornos vorlesen müssen. Wenn ich nicht laut genug vorgelesen habe, hat er auf mich eingeschlagen. X war ein pädosexueller Sadist.

Und meine Mutter und mein Bruder haben von alledem nichts mitbekommen? Mitnichten! Zumindest meine Mutter wusste alles. Wenn ich meine blutige Wäsche in die Mülltonne warf, hat meine Mutter sie rausgeholt und mich gezwungen, sie zu waschen. Rückblickend habe ich das Gefühl, dass meine Mutter mich geopfert hat, mich X zur Verfügung gestellt hat für alles, was er wollte. Oft hat sie zu mir gesagt, wenn sie gekonnt hätte, wie sie wollte, dann hätte sie mich sowieso in der Schwangerschaft abgetrieben. Meine Mutter hat mich gehasst. Ich weiß bis heute nicht, warum. Seitdem das mit den Vergewaltigungen durch X losging, kann ich mich an keine Zärtlichkeit meiner Mutter mehr erinnern. Ich hatte das Gefühl: Wenn ich meine Mutter berühren würde, würde ich einen elektrischen Schlag bekommen. Sie hat mich gehasst, gehasst, gehasst.

Er war ein gebildeter Mensch, mein Herr Stiefvater X: Akademiker, Naturwissenschaftler, in der DDR sehr geachtet. Er war aber auch Alkoholiker. Der Typ hatte keine Probleme mit Alkohol, nur ohne. Der konnte nicht mal Auto fahren, ohne etwas getrunken zu haben.

Ich habe mich oft gefragt, ob er meiner Mutter das Gleiche angetan hat wie mir. Heute glaube ich, dass er so sadistisch war, dass er zärtliche, zugewandte, freundliche Sexualität überhaupt nicht leben oder erleben konnte. Ich denke, sie hat unter ihm auch gelitten. Trotzdem: Mit meiner Mutter gibt es bis heute keine »Solidarität unter Frauen«.

Obwohl ich als erwachsene, informierte, nachdenkliche Frau weiß, dass meine Mutter selbst auch eine Gefangene war. Offiziell gab es Kindesmissbrauch in der DDR gar nicht. An wen hätte sie sich wenden sollen? Bert Brecht hat in seinem Theaterstück »Der kaukasische Kreidekreis« eine Szene, in der er sich sehr machohaft-abfällig über die Attraktivität junger Mädchen äußert. Wenn die vergewaltigt werden, ist das einfach Natur, dann ist das einfach Biologie. Natürlich ist das nicht Natur, sondern Kultur. Es hat in der DDR sicher viele Übergriffe auf junge Mädchen gegeben, genauso viele wie in der BRD, sowohl in der Familie als auch in Jugendgruppen, politischen Parteien und FKK-Vereinen. Eigentlich erstaunlich, dass sich im offiziellen Bericht der Bundesbeauftragten für Missbrauchsopfer nicht mehr findet über Missbrauch in Gewerkschaften, politischen Vereinen, politischen Jugendorganisationen, durch die Stasi, im Rahmen von politischen Ost-West-Kontakten. Ist da wirklich nicht mehr passiert?

Zurück zu mir. Es geht um mich, um meine persönliche Geschichte. Aber diese persönliche Geschichte ist nicht denkbar ohne ein gesellschaftliches Umfeld. In der Zeit, als ich Opfer meines Stiefvaters war, erschien in der BRD eine ganze Serie von Filmen mit dem Titel »Schulmädchen-Report«, Folge 1 bis 150. Da wurde vermittelt, dass jedes gesunde Mädchen sich nichts intensiver wünscht, als seinen Sportlehrer zu verführen, den Pastor beim Konfirmandenunterricht rumzubekommen, mit dem Lehrer ein Verhältnis anzufangen oder Mutter den Stiefvater auszuspannen. Es ist gut, dass diese Filme aus den Fernsehprogrammen verschwunden sind. Es sind Männerfantasien, dreckige Männerfantasien. Aber sie verdeutlichen ein Klima. In dieser Zeit hat es in der BRD sogar Versuche gegeben, aus ideologischen Gründen kleine Kinder in die Sexualität der Erwachsenen einzubeziehen. Von dem Versuch hat man glücklicherweise bald wieder Abstand genommen.

Und in der DDR konnte das mit dem Sex auch ruhig früh losgehen. Bei den jungen Pionieren war Sexualität weder sehr verpönt noch sonderlich kontrolliert.

Wieso ist Sexualität mit Kindern eigentlich so schädlich? Da müssen Sie die Fachleute fragen. Mir fällt nur auf, dass es in den Medien keine breite Gruppe von Betroffenen gibt, die in Talkshows verkünden: »Zwischen 8 und 14 hatte ich eine heiße sexuelle Affäre mit meinem Vater. An diese Zeit denke ich heute noch richtig gerne zurück. Sie ist mir seelisch rundum gut bekommen. Ich habe frühzeitig beste Erfahrungen mit Sexualität gemacht, mein Vater war ein zärtlicher und leidenschaftlicher Liebhaber. Heute lebe ich eine glückliche, erfüllte Sexualität in einer stabilen, menschlich befriedigenden Beziehung, habe jeden Tag mehrere Orgasmen, und ich kann nur den Kopf schütteln, wenn allenthalben verkündigt wird: Sex mit Kindern ist für die Kinder schädlich. Das ist Quatsch, ich bin das lebende Gegenbeispiel.« Diese Menschen fehlen mir. Die kenne ich nicht, und ich glaube nicht, dass nicht wenigstens einige von ihnen sich in den letzten Jahren zu Wort gemeldet hätten, »geoutet« hätten, um ihren Standpunkt öffentlich zu vertreten, wenn es so furchtbar viele davon gäbe. Es gibt sicherlich einige wenige; einige Schauspielerinnen und Sängerinnen haben gesagt, dass sie als junge Frauen auch mit ihren Vätern oder Stiefvätern geschlafen haben und dass das durchaus schön gewesen sei. Aber so furchtbar viele scheinen davon nicht zu existieren. Und Pola Kinski hat es nicht gefallen, wahrlich nicht.

Ich persönlich bin in dieser Hinsicht ganz durchschnittlich, ganz normal, ganz das Übliche: Ich bin geschädigt worden, mir ist mein Bezug zu meinem Körper zerstört worden, ich habe gelitten wie Sau; ich habe das nicht genossen, sondern ich fühlte mich schmutzig, dreckig, erniedrigt, gehasst, verachtet, gedemütigt und besudelt. Genauso wie fast all die anderen Kinder, jungen Mädchen und Frauen, die Opfer sexualisierter Gewalt geworden sind. Und es hat mir viehisch wehgetan, körperlich und seelisch.

X hat »danach« oft Geld in mein Zimmer gelegt. Ich hab mir dann sofort was Neues zum Anziehen gekauft. Wenn ich was Neues anhatte, war ich sauber. Dann war nichts passiert. Ich konnte aufrecht gehen, war stolz, war selbstbewusst, alles war gut! Ich musste mich »verkleiden«. Damals begann ich, mich als die Selbstsichere, Stolze, Selbstbewusste zu zeigen, die mit den neuen Kleidern, die nach außen die saubere Familie darstellte. Und dann gab es da noch die andere im Inneren, die Verborgene, die Geschädigte, Erniedrigte, Verletzte, Gehasste, Dreckige. Die war eine Zeitbombe, eine Tretmine, die ruhte im Schlamm wie eine Fliegerbombe aus dem Zweiten Weltkrieg. Und später ist sie dann hochgegangen, diese innere Bombe.

Jetzt sehe ich einige Ihrer Gesichter vor mir: Na prima, jetzt hat sie sich reingewaschen, aller Schuld entledigt; sie ist ja selbst nur Opfer, konnte gar nichts dafür, was sie später ihren Kindern angetan hat, braucht dafür keine Verantwortung zu übernehmen. Moment, Moment! So einfach mache ich es mir nicht. Bis heute schlage ich mich in Therapien mit der Frage herum: Ja, ich war Opfer, ich bin Opfer, ich bin Folter-Opfer eines Sadisten. Und was genau entschuldigt das?

Ja, was entschuldigt das? Wie ist das mit meiner eigenen Verantwortung? Wie konnte ich Kindern etwas antun, obwohl ich selbst als Kind gequält worden bin? Obwohl oder weil? Wissen Sie eine Antwort?

Übrigens ist meinem Bruder nichts passiert. Ich war das Opfer, ich wurde von meiner Mutter geopfert. Mein Bruder wurde geschützt. Das Leben ist manchmal krass ungerecht. Aber vielleicht bin ich ja auch selbst schuld? Schließlich kann man bei der Wahl seiner Eltern gar nicht vorsichtig genug sein.

Mit 12 Jahren bekam ich meine erste Menstruation – und da hat er mich für ein paar Tage in Ruhe gelassen. Das führte sofort dazu, dass ich mich selbst mit Stricknadeln verletzt habe. Leider hat das nur sehr kurzfristig Wirkung gezeigt. Bald hat ihn das überhaupt nicht mehr interessiert, er hat dann keinerlei Rücksicht mehr auf meine Blutungen genommen.

Dann habe ich rohe grüne Bohnen gegessen. Aus irgendeinem Grund glaubte ich, die seien giftig, ich würde dann ganz krank werden, und meine Mutter würde mir dann helfen. Auch das hat nicht geklappt. Ich bin zwar etwas krank geworden, aber meine Mutter hat mir trotzdem nicht geholfen.

Wenn ich kein Geld zum »Verkleiden« hatte, wenn ich mir nichts Neues, nichts Sauberes kaufen konnte, dann habe ich alles gegessen, was ich bekommen konnte. Ich hatte ständig das Gefühl zu verhungern. Meine Eltern riegelten schließlich die Küche ab. Dann habe ich auch aus Mülltonnen gegessen.

Mit 13 bin ich dann auf die Straße gerannt, direkt vor ein Auto. Ich bin angefahren worden, hatte keine gefährlichen Verletzungen. Das hat wieder nichts geholfen.

Ich hatte keine Freunde, ich hatte keine Vertrauenspersonen, ich konnte mich niemandem anvertrauen, und im Rückblick weiß ich: Die gesellschaftliche Situation war nicht so, dass ich von amtlicher Seite, von öffentlichen Institutionen Hilfe und Unterstützung bekommen hätte. Noch heute hätte ich es wahrscheinlich schwer, Hilfe zu bekommen, weil mein Stiefvater so angesehen war. Es hat ja in der letzten Zeit eine Reihe von Prozessen gegeben, in denen Väter verurteilt wurden. Aber das waren fast nur Väter, Stiefväter und Liebhaber der Mutter aus der »Unterschicht«. Manchmal wird ein Lehrer oder Sozialpädagoge verurteilt, der sich an Kindern vergangen hat; inzwischen wird auch ein Priester oder Pastor verurteilt. Aber ein Bürgermeister, ein Richter, ein Journalist? Also dass der so was macht, das kann doch gar nicht sein! Dabei belegen alle seriösen Studien, dass Kindesmissbrauch nicht schichtspezifisch ist. Das kommt in den besten Familien vor. Und in der DDR gehörten wir durchaus zu den etwas besseren Familien.

Kurz nach meinem Verkehrsunfall haben meine Eltern einen kleinen Jungen aus einem Heim adoptiert. Mein Stiefvater, der sadistische Super-Macho, war nämlich nicht zeugungsfähig. Er wollte mit meiner Mutter ein gemeinsames Kind, nicht nur die zwei Kinder aus der ersten Ehe meiner Mutter. Anfangs war das Jugendamt deshalb oft bei uns im Haus. Die Mitarbeiter vom Jugendamt sagten mir dann, wie toll ich es doch in meiner Familie hätte. So ein schönes Haus! Und ein großes Auto, nicht nur einen Trabi! Und dann noch ein Boot! Wir seien ja wohl die absolute Vorzeige-Familie, und jetzt hätten wir auch noch jemanden adoptiert. – Unsere Familie war eine absolute Vorzeige-Familie.

Mein armer kleiner Halbbruder hätte es sicher im Heim besser gehabt. Er wurde ständig verprügelt. Unzählige Kochlöffel wurden auf seinem Rücken zerbrochen. Mit 18 Jahren hat er meine Eltern verlassen, und ich habe seitdem nichts mehr von ihm gehört. Was ist aus ihm geworden? Ein Drogensüchtiger? Ein kalter Erfolgsmensch? Ein freundlicher, liebevoller Familienvater? Lebt er noch, oder hat er sich inzwischen umgebracht?

Als ich 14 war, war auf einen Schlag Schluss mit den Vergewaltigungen. Mein Stiefvater bastelte an irgendetwas in der Garage. Er lächelte mich an: »Ich hab gleich Zeit für dich, du kannst es doch kaum erwarten.« Ich bin innerlich explodiert. Hab mir eine spitze

Feile gegriffen und ihm seitlich in die Rippen gerammt. Der war so völlig überrascht und perplex, dass er gar nicht reagiert hat. Leider hat er überlebt. Eigentlich ist ihm gar nicht viel passiert. Aber er wusste ganz genau, dass ich ihn töten werde, wenn er mich noch einmal anrührt. – Haben Sie schon den Roman »Die Millennium-Trilogie« von Stieg Larsson gelesen? Die wird gerade zum zweiten Mal verfilmt. Da bringt eine missbrauchte Tochter ihren Vater auch beinahe um. Ich kann das Mädchen voll und ganz verstehen. Auch heute noch sage ich mir: Es wäre schön gewesen, wenn der dabei draufgegangen wäre. Ich hatte auf den einen mörderischen Hass.

Danach hat er mich aber nie wieder angefasst. Er sprach über das Ereignis nicht mit mir, er sprach mit mir überhaupt nicht mehr. Ich hatte das Gefühl von Macht über ihn, ich hatte gesiegt. Dass der Typ nach meinem Mordversuch sofort aufgehört hat, zeigt mir heute, dass der im tiefsten Inneren völlig feige war. Vor meiner Mutter hatte ich weiter Angst, vor ihm nicht mehr.

Die Vergewaltigungen, die Demütigungen, die sadistischen Quälereien hatten aufgehört – aber meine Symptome blieben. Ich musste mich weiter »verkleiden«, brauchte ständig neue Kleider. Nur neue Kleidung war saubere Kleidung. Nur in völlig sauberer Kleidung war ich für einige Stunden sauber und konnte selbstbewusst, aufrecht und stolz in der Schule und in der Öffentlichkeit auftreten. Ich habe meinem Stiefvater dann oft Geld geklaut.

Als ich 15 war, ging das los mit dem Kinderwunsch. Verstehen Sie das? Ich wollte ganz unbedingt, ganz heftig, ganz dringend ein Kind. Ein Kind, da war ich mir sicher, würde mich ganz doll lieb haben. Und ich würde dieses Kind auch ganz doll lieb haben, ganz ganz doll! Ein Kind würde mich retten. Dann würde mein ganzes Leben neu anfangen, alles wäre anders, das Leben vorher wäre weg, und ich wäre ein neuer Mensch. Ein Kind ist meine Rettung! In den nächsten Jahren habe ich mit jedem geschlafen, der mit mir schlafen wollte; aber nur dann, wenn der Zyklus stimmte. Ich wollte nicht mit Männern schlafen, ich wollte ein Kind. Die Männer waren Mittel zum Zweck. Schwanger bin ich allerdings erst mit 18 geworden.

Mit 17 habe ich dann meine Ausbildung zur Krankenschwester begonnen. In Wirklichkeit bin ich gar nicht Krankenschwester, aber der Beruf passt gut zu dem, was ich später gemacht habe. Es war der gleiche Beruf wie der meiner Mutter. Ich könnte auch sagen, ich wäre Ärztin geworden oder Rettungssanitäterin oder medizinisch-technische Assistentin (MTA) oder pharmazeutisch-technische Assistentin (PTA) oder Apothekerin oder Apothekenhelferin oder Kinderkrankenschwester. Halt irgendein Beruf aus dem medizinischen Bereich. »Krankenschwester« zeigt und verbirgt mich am besten. Krankenschwestern gibt es sehr viele, da verschwinde ich gut in der Menge. Damals, mit 17, habe ich Krankenschwester gelernt, weil ich gehofft habe, dann würde meine Mama mich endlich liebhaben. Sie war Krankenschwester, ich war Krankenschwester, das brachte uns einander näher. Hat aber wieder nicht geklappt. Es ist schon komisch, was Kinder alles tun und auf sich nehmen, nur um die Liebe ihrer Mutter zu gewinnen. Finden Sie nicht?

In dieser Zeit habe ich dann Y kennengelernt. Y war etwas jünger als ich. Y wollte mit mir schlafen, aber nur heimlich. Unter den Gleichaltrigen galt ich als »sonderbar«. Ich hatte keinen Freund und ich hatte auch keine Freundin. Ich war ein Einzelgänger, irgendwie merkwürdig, irgendwie sonderbar. Irgendetwas zog Y bei mir an. Manche Forscher meinen, bestimmte Tätergruppen »riechen« oder spüren mögliche Opfer.

Y hat nach kurzer Zeit da weitergemacht, wo X aufgehört hatte. Er hat mich sadistisch behandelt, und ich ließ mich von ihm für sadistischen Sex bezahlen. Ich ließ mich gut bezahlen. Ich ließ mich so gut bezahlen, dass ich mir von dem Geld später sogar ein Auto kaufen konnte. Diese Beziehung hat 20 Jahre lang bestanden, 20 Jahre! Erst als ich eine Therapie begonnen habe, habe ich die Beziehung beendet. Dann übrigens ziemlich schnell. Y hatte viele Sonderwünsche, und wenn er mit Geld nicht weiterkam, hat er auch schon mal Gewalt eingesetzt. Y hat beim Sex verhütet, er wollte auf keinen Fall ein Kind. Ich wollte unbedingt ein Kind und habe weiter einen Mann gesucht, der mich schwängerte.

Mit 18 bin ich dann schwanger geworden, von Z. Ich kannte Z nicht. Z interessierte mich auch nicht weiter. Ich habe mit Z einmal geschlafen und dann nie wieder. Und ich wurde schwanger! Endlich! Das blieb meiner Mutter natürlich nicht lange verborgen. Die ist völlig ausgerastet, die lief Amok. Zuerst rannte sie von Arzt zu Arzt, damit bei mir eine Abtreibung gemacht wird. Aber ich war schon 18, ich war volljährig. Ich habe das rundum abgelehnt. Da hat sich meine Mutter bei mir die Zähne ausgebissen, zum ersten Mal in meinem Leben. Ich wollte das Kind, und ich habe es mir nicht abtreiben lassen. Dann bestürmte sie mich, dass ich das Kind sofort zur Adoption freigebe. Natürlich schaffte sie auch das nicht. Übrigens war es keine einfache Schwangerschaft. Sie war kompliziert, vom sechsten Monat an war ich ständig in stationärer Behandlung, weil die Wehen vorzeitig einsetzten. Als meiner Mutter klar war, dass ich das Kind weder abtreiben noch zur Adoption freigeben wollte, drängte sie auf Heirat. Ich habe mich schließlich breitschlagen lassen: Wir haben geheiratet. Ich habe geheiratet, weil ich mir dachte: Jetzt wird meine Mama mich endlich bestimmt auch liebhaben, wenn ich heirate und das tue, was sie will. Und schlimmer als X und Y konnte Z als Mann auch nicht sein. Für meine Hochzeit habe ich mich für einige Stunden aus der Klinik beurlauben lassen, und am Abend war ich schon wieder zurück im Krankenhaus.

Krankenhaus war übrigens schön. Ich war gerne Patientin in einem Krankenhaus, und ich habe auch gerne meine Ausbildung zur Krankenschwester gemacht. Krankenhaus war sicher, Krankenhaus war sauber, und Krankenhaus-Menschen waren viel netter, freundlicher und menschlicher als Mama, X oder Y oder Z.

Meine Tochter kam mit vielen Komplikationen zur Welt. Sie hatte unter der Geburt einen Sauerstoffmangel erlitten und kam mit einer leichten Behinderung zur Welt. Sie erholte sich aber so schnell, dass wir beide, Mutter und Tochter, nach drei Wochen aus der Klinik entlassen werden konnten. Und wo ging es hin? Zurück ins Elternhaus. In der DDR gab es damals sehr lange Wartezeiten für eine eigene Wohnung. Der Wohnraum war knapp, junge Mütter mit Kindern gab es viele, und mein Name stand auf einer sehr langen Warteliste sehr weit unten. Mein Bruder hat in meinem Elternhaus sein Zimmer hergerichtet, meine Mutter und mein Stiefvater lehnten mich weiter ab, es gab keine Hilfe, kein Interesse an mir oder meinem Kind. Schließlich hatte ich es gegen den Willen meiner Mutter geradezu ertrotzt. Warum sollte sie sich um mich kümmern, wenn ich mich gegen sie durchgesetzt hatte? Ich war allenfalls geduldet. Z, mein Pseudo-Ehemann, kam ab und zu mal für eine Stunde zu Besuch.

Es dauerte nicht lange, da musste meine Tochter wieder in die Klinik. Ihre Beeinträchtigungen waren doch stärker als es gleich nach der Geburt ausgesehen hatte. Sie hatte Schwierigkeiten mit der Atmung, und sie musste in stationäre Behandlung. Es durfte immer nur ein Elternteil zum Baby, das andere musste an einer Fensterscheibe warten. Was diese Regelung für einen Sinn hatte, ist mir noch heute nicht deutlich. Aber unsinnige Regelungen gibt es in Krankenhäusern bis in die Gegenwart. Manches wird gemacht, weil es schon immer so gemacht worden ist und weil es irgendwie schon seinen Sinn haben wird. Wo kämen wir hin, wenn wir alles infrage stellen würden! Also: Ich stand hinter der Scheibe, Z ging zum Baby – und in mir rastete etwas aus. Ich konnte die Situation nicht aushalten. Ich hatte den rasenden Wunsch, Z zu töten. Das war mein Kind! Er hatte keinerlei Recht, sich dazwischenzustellen! Der sollte aus meinem Leben verschwinden. Der hatte aus meinem Leben zu verschwinden. Der hatte zwischen meinem Kind und mir nichts zu suchen.

Am nächsten Tag habe ich die Scheidung eingereicht. Ich habe ihn regelrecht fortgejagt. Er ließ sich aber sehr bereitwillig fortjagen. Vermutlich war er froh, diese komische, sonderbare und schwierige Frau wieder los zu sein. Die Familie dieser Frau war auf den zweiten Blick auch nicht so vorbildlich, wie es an der Oberfläche erschien. Und er suchte nur zu gerne das Weite. Ich habe mit Z nur ein einziges Mal geschlafen, nämlich bei der Zeugung der Tochter. Ich habe keine Nacht mit ihm verbracht, es gab kein gemeinsames Frühstück. Es gab keine Hochzeitsnacht, nichts. Er hat mein erstes Kind gezeugt. Das war's.

Je gründlicher meine Tochter untersucht wurde, umso deutlicher wurde ihre Gehirnschädigung. Sie war praktisch ihr ganzes erstes Lebensjahr in einer Klinik. Sie war übrigens in einer guten Klinik, und ich kann den Ärzten und Kinderkrankenschwestern in der Behandlung meiner Tochter nicht das Geringste vorwerfen. Meine Tochter wurde gut behandelt, natürlich viel besser als ich als Kind.

Eine Anekdote ist mir noch im Gedächtnis: Ich war mit meinem Baby spazieren auf dem Klinikgelände. Es wurde gebaut. Eigentlich wurde in der DDR immer und überall gebaut. Erstaunlich, dass dieser Staat trotzdem so verfallen ist. »Ruinen schaffen ohne Waffen« war ein geflügeltes Wort in der DDR. Aber zurück zum Klinikgelände. Da wurde auch gebaut. Ein Bauarbeiter sieht mich, wie ich mit meinem Baby spazieren gehe, und meinem Baby ist seine Behinderung im Gesicht durchaus anzusehen. Er spricht mich kumpelig an: »Schmeiß weg! Ich mach dir ein Neues.« Das ist männlicher Humor vom Feinsten.

Ich war 19 Jahre. Meine kurze Ehe war geschieden, ich hatte meine Ausbildung zur Krankenschwester, mein Kind lag schwer krank in der Klinik, ich lebte auf engstem Raum in meinem feindseligen, ablehnenden Elternhaus, ich hatte keine Freunde, ich hatte keine Freundin, ich hatte keine Anteilnahme, ich hatte keine Hilfe. Ich konnte es mir nicht leisten, Erinnerungen aufkommen zu lassen. In meinem Inneren und in meiner Umwelt gab es keinen Raum für Nachdenken, keinen Raum für Gefühle. Ich musste funktionieren – auf Teufel komm raus.

Und in dieser Zeit, im ersten Lebensjahr meiner Tochter, sind drei entscheidende Dinge passiert, die mir in meinen späteren Therapien deutlich geworden sind:

Ein Kinderarzt der Klinik hat mich gefragt, wie es mir geht. Mich gefragt, wie es mir geht! Mir! Bis heute glaube ich, dass dies die allererste Situation in meinem Leben war, in der mich ein Mensch mal gefragt hat, wie es mir geht.

In meinem Beruf als Krankenschwester war ich top. Ich habe gemerkt, wie kompetent und konzentriert ich bei Notfällen reagieren kann. Wenn ein Herzinfarkt, ein Verkehrsunfall oder ein Schlaganfall in die Klinik eingeliefert wurde, dann habe ich funktioniert, und ich habe sehr gut funktioniert. In den Momenten gab es keine privaten Sorgen, keine Kindheitserinnerungen, keine Ängste, keinen Ekel, keine Prostitution. Ich habe meinen Job gemacht, ich habe ihn sehr gut gemacht, und ich bekam Anerkennung. In diesen Momenten war alles gut. Ich war die richtige Frau zur richtigen Zeit am richtigen Ort, alles war richtig, alles war gut. Ich bin da beruflich zum »Stress-Junkie« geworden. Ich arbeitete dann im »Flow«, wie das mal in der Therapie bezeichnet wurde. Auf die Notfälle, die Krisensituationen, die Stresssituationen bin ich geradezu angesprungen, bin da aufgeblüht. Ich war da verwandelt, verzaubert, ich war ein ganz anderer Mensch.

Einmal kam ein Anruf aus der Kinderklinik, ich solle ganz schnell kommen. Meiner Tochter gehe es sehr schlecht, und sie wüssten nicht, ob die überleben würde. In dieser Situation hat meine Mutter zum allerersten Mal Anteil genommen und Mitleid gezeigt, sie ist sogar mit mir gemeinsam in die Klinik gefahren. Das war völlig neu für mich, die Erfüllung einer langen, einer lebenslangen Sehnsucht.

Meine Tochter hat überlebt. Zu ihrem ersten Geburtstag wurde sie aus der Klinik nach Hause entlassen. Ihr Gesundheitszustand hatte sich deutlich stabilisiert, und ich konnte mit ihr sogar eine eigene kleine Wohnung beziehen. Aber dieses Jahr hatte in mir Spuren hinterlassen.

Der Alltag zu Hause wurde ein sehr schwieriger Alltag. Ich war alleinerziehend, meine Tochter konnte trotz ihrer Behinderung inzwischen sogar in die DDR-übliche Krippe, und ich war ganztags berufstätig. Krankenschwestern wurden gebraucht. Ich konnte nicht den ganzen Tag meiner Tochter widmen, und ich wollte es auch nicht. Der Stress in der Arbeit tat mir gut, wirkte aber auch immer wieder als Auslöser für schlimme Erinnerungen. Damals gab es das Wort noch nicht, heute würde ich sagen: Ich wurde auf der Arbeit permanent »getriggert«.

Ständig wurde etwas bei mir ausgelöst, was alte Erinnerungen wachrief. Eigentlich waren das gar keine Erinnerungen. Mit Erinnerungen hätte ich noch umgehen können. Vielmehr wurden bestimmte Zustände in mir ausgelöst. Heute heißt das übrigens nicht mehr einfach »Zustände«, heute heißt das »States«. Ich erinnerte mich nicht einfach an die sadistischen Gemeinheiten von X, ich erlebte sie wieder. Der damalige Zustand war wieder da, und ich musste innerlich mit zwei Zuständen gleichzeitig fertigwerden. Ich musste die funktionsfähige junge Frau sein, Vollzeit berufstätig mit einer schwierigen Tochter. Und ich musste innerlich die Zustände des traumatisierten Kindes bewältigen, denn diese Zustände überlagerten immer wieder meine erwachsene Realität. Sie drängten sich mir auf, und deshalb lautet das Fachwort dafür auch »Intrusionen«.

Intrusionen sind sich aufdrängende Zustände, die mächtiger sind als der Gegenwartsbezug, die die Wahrnehmung der Gegenwart verfälschen oder sogar völlig plattmachen.

Diese Intrusionen gingen nur weg, wenn ich mich verkleiden konnte. In neuer Kleidung war ich sauber, war ich verzaubert, war ich anders, waren diese Zustände, neudeutsch: »States«, einfach weg. Es ging mir gut. Für neue Kleidung brauchte ich Geld, auch in der DDR. Klamotten klauen wollte ich nicht. Das war in der DDR ein viel größeres Risiko, als es das heute ist. Es war auch nicht so einfach wie heute. Geld bekam ich am besten, wenn ich mich bei Y prostituierte. Y war die Fortsetzung von X mit wenig anderen Mitteln.

Wenn ich mich bei Y prostituierte, wurden dadurch alte Erinnerungen an X wachgerufen, und neue kamen hinzu. Das verstärkte die Intrusionen. Darum brauchte ich mehr neue Kleidung, musste mich intensiver verkleiden, brauchte mehr Geld. Der Teufelskreis war in Gang. Nicht selten habe ich für neue Kleidung so viel Geld ausgegeben, dass ich nicht genug für Essen hatte. Auch dafür brauchte ich dann wieder Geld, also wieder Prostitution, also mehr Prostitution, also intensiverer Teufelskreis. Glücklicherweise war Y so wohlhabend, dass ich von ihm genug Geld bekommen konnte. Ich musste mich nicht auch noch für andere Männer prostituieren.

Ich sah diesen Teufelskreis, ich lebte in ihm, und ich konnte ihn nicht ändern. Ich wusste nicht, wie ich diesem Teufelskreis jemals entkommen sollte. Ich wollte nicht immer so weiterleben. Ich wollte so gar nicht mehr leben. Mehr und mehr wurde ich suizidal.

Meine Tochter war noch nicht ganz zwei Jahre alt, da habe ich es das erste Mal getan. Ich habe meine Tochter zum ersten Mal krank gemacht. Eigentlich habe ich meine Tochter gar nicht krank gemacht. Es ist mir passiert. Es ist geschehen. Sie war plötzlich ein Notfall. Bis heute kann ich mich nicht genau erinnern, was dem Ganzen direkt vorausging, ob irgendetwas Schlimmes ganz besonders schlimm war. Das Ganze war überhaupt nicht geplant, nicht vorbereitet, nicht durchdacht. Plötzlich war meine Tochter benebelt, »somnolent«, hatte Tabletten intus und war ein Notfall. Nicht ich habe Medikamente geschluckt, um mich umzubringen. Nicht ich habe mich mit Medikamenten vergiftet. Nicht ich wurde somnolent, ein von Medikamenten vergifteter, »intoxikierter« Notfall, sondern meine Tochter. Und ich habe wie auf Knopfdruck perfekt funktioniert. Meine quälenden Zustände waren weg. Keine Intrusionen, keine belastenden Gedanken, keine Suizidalität, keine Sorgen, kein Geldmangel, keine offenen Rechnungen, nichts! Ich habe funktioniert, ich war kompetent, ich wurde gebraucht, ich habe meine Tochter gerettet. Ich habe meine Tochter postwendend in die Klinik gebracht, und alle lobten mich, weil ich das kranke Kind so gut versorge. Ich habe gleich gemerkt, wie schlecht es ihr ging, ich habe das Richtige getan, ich war eine klasse Mutter. Es ging mir gut, richtig gut.

In dieser ersten Situation und auch später hatte ich nie Angst, dass die Ärzte merken würden, was ich meiner Tochter selbst angetan habe. Meine Tochter hatte einen leichten Hirnschaden, da kann es schon mal zu Anfällen kommen, zu Krämpfen, zu Bewusstseinstrübungen, zu schwer erklärbaren Zuständen, zu schwer diagnostizierbaren States. Alles, was ich den Ärzten erzählt habe, stimmte. Ich habe nur weggelassen, was ich getan habe. Und ich habe es nicht einmal bewusst weggelassen. In der Situation, wenn ich in der Klinik war, meine Tochter den Ärzten übergab, war mein eigenes Handeln vorher völlig ausgeblendet, es war mir überhaupt nicht präsent.

Das erste Mal blieb nicht das letzte Mal. Inzwischen hatte ich meine Arbeitsstelle gewechselt. Ich war eine geachtete, kompetente Krankenschwester in einem Verbund von Kinderärzten mit neurologischem Schwerpunkt. Heute würde man so was wahrscheinlich Medizinisches Versorgungszentrum (MVZ) nennen. Auch in der DDR gab es niedergelassene Ärzte, und es gab so etwas wie Praxisgemeinschaften. Ich lebte in einer großen Stadt, und da gab es eine solche kinderärztliche Praxisgemeinschaft mit neurologischem Schwerpunkt. Ich habe da alle möglichen Medikamente mitgenommen, gestohlen, habe ihre Wirkungen gekannt und habe sie eingesetzt. Mein Kind galt inzwischen als schwer anfallskrank. Es hatte Krampfanfälle mit Muskelzuckungen, war medikamentös kaum einstellbar und zeigte häufige Bewusstseinsstörungen. Offen gesagt, weiß ich nicht, ob meine Tochter je einen Anfall ohne mein Zutun hatte. Wieder und wieder war sie in der Klinik, auch auf der Intensivstation. Es vergingen kaum sechs Wochen ohne einen Klinikaufenthalt. Und das ging über 13 Jahre! In diesen 13 Jahren habe ich ein enormes Fachwissen erworben über neurologische Auffälligkeiten bei Kindern.

Ich habe keine Stimmen gehört, die mir innerlich sagten: »Tu das! Mach das! Du musst das tun!« Ich wusste ganz genau, dass es falsch war, was ich machte. Trotzdem habe ich es getan. Denn es war das »einzige Medikament« gegen meine Intrusionen und meine Suizidalität. Dadurch dass ich meine Tochter dosiert und kalkuliert in Lebensgefahr brachte, habe ich mich am Leben erhalten. Diese Handlungen waren reine Suizid-Prophylaxe für mich selbst. Das habe ich in der Psychotherapie verstanden, hat mir auch Herr Sachsse immer wieder vermittelt. Paradoxerweise habe ich mich für mein Kind am Leben erhalten, indem ich es geschädigt habe. Es war alles paradox, grotesk, schräg, verrückt. Aber so verrückt, wie es auf den ersten Blick aussieht, ist es vielleicht doch auch wieder nicht.

Wenn meine Tochter ein Notfall war, sprang in mir praktisch ein anderes Programm an. Das innere Programm, das innere Schema »Opfer, traumatisiert, gedemütigt, dreckig, ekelhaft, verabscheuungswürdig, schmutzig – bring dich um!« wurde abgelöst durch das Programm »Tolle Mutter, kompetent, fachkundig, leistungsfähig, prima, lobenswert, vorbildlich«.

> Die Psychologen sprechen bei dieser Art von lustvoller Funktionsfähigkeit von einem »Flow«, von einem leicht rauschhaften, gehobenen, fast manischen Zustand von Kompetenz, Erfolgserleben und »Schweben«.

Das ist ein tolles Gefühl, in dem alle Sorgen und Probleme weg sind. Und hier grenzt mein Zustand an Normalität. Es gibt viele Menschen, die sich in berufliches Kompetenzerleben flüchten, hineinstürzen, viele Stunden lang gut, bestätigt und erfolgreich arbeiten, um nichts anders zu fühlen. Das müssen nicht bei allen Flow-Süchtigen Intrusionen und traumatische Erfahrungen sein, das können depressive Gefühle sein, Gefühle von Einsamkeit, von Verlorenheit oder Wertlosigkeit. Es gibt sehr viele Menschen, die im Beruf stundenlang erfolgreich dastehen, aber zusammenklappen und sich mit Alkohol abschießen, wenn sie abends allein in ihre

Wohnungen kommen. Es gibt sogar Psychotherapeuten, Sozialarbeiter und Betreuer, die stundenlang anderen sehr gut helfen können, für andere sehr gut da sein können, ihre ganzen Fähigkeiten und Kompetenzen für sich selbst aber nicht einsetzen können. Die Flucht der »Workaholics«, der Arbeitssüchtigen, in die Arbeit, das Umschalten auf Funktionsfähigkeit und Flow ist also gar nicht so selten. Das findet sich häufig. Hier bin ich nicht viel anders als viele meiner Leserinnen und Leser.

Und es ist auch nicht ganz ungewöhnlich, dass jemand etwas tut, das er selbst unvernünftig findet, neben sich steht und die Sache doch nicht lassen kann. So etwas berichten viele Menschen mit Übergewicht, die Fressattacken haben oder eine Problematik mit Bulimie. Die wissen auch alle, dass dies nicht vernünftig ist; sie wollen es lassen, ihr Verstand empfiehlt ihnen ein anderes Verhalten – aber sie können es nicht. Wider alle Vernunft laufen die Verhaltensweisen sehenden Auges ab, und hinterher machen diese Menschen sich Vorwürfe, hacken auf sich rum, verachten sich und machen sich schlecht. Dann müssen sie wieder ein Symptom einsetzen, um sich zu beruhigen, wofür sie sich hinterher wieder abwerten, wogegen sie wieder ein Symptom einsetzen, um sich zu beruhigen, wofür sie sich wieder abwerten, wogegen sie ein Symptom einsetzen, und so weiter und so fort ... Die üblichen Teufelskreise. Alle Menschen, die eine süchtige Seite haben oder eine Suchtkrankheit, die mit Alkohol oder Drogen kämpfen oder die eine bestimmte Form der Essstörung haben, kennen diese Teufelskreise. Da bin ich mit meinem Verhalten also auch nicht so furchtbar weit entfernt von dem, womit sehr viele Menschen zu kämpfen haben. Das Verrückte, ja das Perverse besteht darin, dass ich mein Problem über mein Kind abgehandelt habe.

Durch meine Therapien weiß ich inzwischen gut, was damals in mir abgelaufen ist, ohne dass ich es benennen konnte, ohne dass es mir wirklich klar war: Durch meine Intrusionen rutschte ich hinein in einen Kind-Zustand, einen regressiven Kind-State, ich verlor mehr und mehr meine erwachsene Seite und bemerkte das auch.

Das wurde immer bedrohlicher, immer unerträglicher, immer grauenhafter. Dieses Kind musste gerettet werden. Und ich habe dieses Kind gerettet. Eigentlich habe ich mein inneres Kind gerettet, gar nicht meine Tochter. Für meine Tochter war ich beides: Täterin und Retterin. Teufelin und Engel. An meiner Tochter ist mein innerseelisches Drama abgehandelt worden.

Bin ist eine Monster-Mutter? Zumindest bin ich eine Mutter mit einem Monster in sich gewesen.

Intrusionen und regressive States, also traumatische Kind- und Jugendlichen-Zustände, sind so unerträglich, dass sehr viele Menschen nach einem Symptom, das diese Zustände sicher beendet, fast süchtig werden. Für manche Frauen sind das Selbstverletzungen, Ritzen, Schnibbeln, Sich-Schneiden. Für andere ist es Heroin oder Alkohol, bei manchen reicht auch schon eine Bulimie. Ich wurde süchtig danach, dass ich dann, wenn ich innerseelisch ein Kind in höchster Not wurde, mein reales Kind in höchste Not brachte, um es aus dieser Not zu retten. Und so wie bei anderen Suchtkranken funktionierte das leider nie lange. Manchmal waren es wenige Wochen, manchmal auch nur wenige Tage, dann waren die traumatischen Intrusionen wieder da. Dann musste ich neue Kleider haben, mich verkleiden, mich prostituieren, mich verschulden. Dann musste ich mein inneres Kind in Not erretten, meine Tochter krank machen, meine Tochter retten. Ich habe nicht gelebt, ich wurde gelebt von inneren Dämonen, Zuständen, Schatten und Geistern der Vergangenheit und der Gegenwart.

Und dann bin ich völlig übergeschnappt. Schon mit 15 oder 16 hatte ich ja die Gewissheit entwickelt: Ein eigenes Kind wird meine Seele retten. Ich muss schwanger werden! Ich muss, ich muss, ich muss! Und als meine Tochter so 4 oder 5 war, kam das wieder. Ich wollte unbedingt wieder schwanger werden, unbedingt. Und: Ich wollte unbedingt ein schwerstbehindertes Kind zur Welt bringen. Irgendwie habe ich es geschafft, Y reinzulegen. Ja, ich wurde schwanger, so wie ich es gewollt habe. Und dann habe ich auf meiner Arbeit alles an Medikamenten geklaut, wo drauf stand, dass es in der Schwangerschaft nicht gut ist. Und das habe ich dann geschluckt. Ein Kind z. B. mit Down-Syndrom, mit Trisomie 21, hätte mir nicht gereicht. Ich wollte ein Kind mit einer ganz schweren Behinderung, z. B. mit einer Tetra-Spastik. Das ist das Fachwort für einen Muskelschaden, bei dem alle vier Extremitäten dauerhaft verkrampft sind. Ein solches Kind hätte sich nicht mal alleine vom Bauch auf den Rücken drehen können. Ich wollte den Dauer-Flow. Ich wollte jede Minute gefordert sein, funktionieren müssen. Die Not, das Leid, das geschädigte Kind sollte draußen sein, nicht mehr in mir drin. Ich hätte es versorgt, ich wäre für das Kind da gewesen, aber ich wäre den quälenden inneren Zustand los gewesen. Keine Intrusionen mehr, keine qualvoll demütigenden Zustände mit innerer Not. Der Notfall ist draußen, rund um die Uhr, jede Minute. Dieses Kind kann nichts allein tun, es braucht mich als hochkompetente Retterin und Mutter jederzeit, ich muss immer funktionieren, und ich werde immer funktionieren. Außerdem muss ich dann meiner älteren Tochter nichts mehr tun. Dieses neue, schwerstbehinderte Kind wird mich von der Last befreien, meine ältere Tochter zum Notfall machen zu müssen. Das würde mein Gewissen erleichtern.

Jetzt, wo ich das berichte, wo ich es mir noch einmal durch den Kopf gehen lasse, frage ich mich: Habe ich mir eigentlich jemals klargemacht, was ich meinem zweiten Kind da antue? Was für ein Leben ich da herbeiführen will? Was ich mir einbilde, wie ich dazu komme, das Leben eines anderen Menschen in dieser Form zu prägen, zu bestimmen, zu »erschaffen«? Nein, ich habe es mir nicht klargemacht. Ich habe nicht einmal darüber nachgedacht. Diese Gedanken kamen mir gar nicht. Mir war völlig klar: Dieses Kind hat es gut bei mir. Ich werde dieses Kind über alles lieben, gut für das Kind sorgen und ganz für dieses Kind da sein. Mit niemandem auf der Welt und nirgendwo anders auf der Welt als mit mir könnte dieses Kind glücklicher sein. Ein lebenswerteres Leben als das, was auf meine Tochter zukam, gab es auf der Welt gar nicht.

Dann wurde meine Tochter geboren. Eigentlich ging alles schief, was schiefgehen konnte. Ich wäre bei der Geburt selbst beinahe gestorben. Und meine Tochter? Sie kam als völlig gesundes Kind auf die Welt! Dieses Kind, das ich als Schwerstbehinderte ersehnt hatte, machte ein Einser-Abi und wurde zu einer sehr guten Musikerin. Ich bin mit ihr trotzdem sehr, sehr glücklich geworden – obwohl sie gesund war.

Mein Leben als alleinerziehende Mutter ging weiter, jetzt mit zwei Kindern. Alles war unverändert schwierig: Verkleiden – Prostituieren – Verkleiden – Prostituieren: Das Karussell drehte sich weiter.

Und dann kam das Jahr 1989. Das »Schicksalsjahr aller Deutschen«! Die Mauer fiel, und damit fielen auch die meisten sozialen Sicherheiten der DDR in sich zusammen. Bisher hatte ich soziale Existenzangst nicht gekannt. Die Miete kostete 20, 30 oder 40 DDR-Mark, und wenn man das in einem Monat nicht bezahlt hatte, war es nicht weiter schlimm. Das konnte man auch im nächsten Monat nachholen. Keine alleinerziehende Mutter wurde in der DDR auf die Straße gesetzt, Arbeitslosigkeit gab es gar nicht. Die Mauer brach zusammen, das soziale System brach zusammen. War die Mauer vielleicht doch ein »antikapitalistischer Schutzwall« gewesen, wie die DDR-Führung es immer verkündet hatte? Irgendwie schon.

Meine sozialen Unsicherheiten stiegen. Meine eigenen Selbstverletzungen und Suizidgedanken auch. Und dann wurde ich körperlich krank, richtig krank. Ich bekam ernsthafte Symptome, die nicht mehr »nur psychosomatisch« zu verstehen waren. Und die habe ich mir nicht gemacht! Ich hatte nicht an mir herummanipuliert, die bedrohlichen Symptome bildeten sich von allein. Ende 1991 konnte ich dann nicht mehr. Ich machte meinen ersten ernsthaften Suizidversuch, überlebte die Tablettenvergiftung und wurde in die Psychiatrie zwangseingewiesen.

Damit begann meine Psychotherapie. Seit dieser Zeit bis heute bin ich in ständiger stationärer oder ambulanter therapeutischer

Behandlung und Begleitung. Über 20 stationäre Aufenthalte waren nötig. Mal waren es ganz kurze Kriseninterventionen, mal längere Zeiten, häufig auf geschlossenen Stationen. Immer mal wieder musste ich fixiert werden, manchmal sogar für mehrere Tage. Fünf stationäre Klinikbehandlungen waren Trauma-Therapien. Und: Sechs Monate nach meinem ersten ambulanten Therapietermin habe ich mein erstes Kind zum letzten Mal geschädigt, obwohl ich mich erst Jahre später als Münchhausen-by-proxy-Mutter in einer Therapie geoutet habe. Seitdem nie wieder. Meine zweite Tochter habe ich vielleicht fünfmal krank gemacht, meine erste Tochter sicher mehr als 50-mal.

Erst in den letzten Therapiejahren habe ich mich intensiv mit meinem Tun, meinen Taten auseinandergesetzt. Und es hat mir sehr große Angst gemacht, dass ich fühlen kann, dass ich vom Verstand und Gefühl her ganz genau weiß, dass und wie eine Mutter ihre Kinder töten kann.

Eine Mutter kann ihr Kind töten, es in eine Tiefkühltruhe legen, jeden Tag an der Tiefkühltruhe vorbeigehen oder Gemüse hineinlegen oder Rindfleisch herausnehmen. Ich weiß, dass so etwas geht.

So weit ist es bei mir nie gegangen, aber ich kann mich inzwischen in diese Mütter einfühlen. Dann erschrecke ich vor mir selbst.

In den ersten Therapiejahren habe ich von meinen wirklichen Erinnerungen und Erfahrungen gar nichts erzählt. Mein erster ambulanter Therapeut war ein Mann. Ich war ihm dankbar, dass er sich um mich kümmerte. Er war geduldig, hörte zu, schien an mir ganz persönlich interessiert zu sein. Ich konnte gar nicht verstehen, dass er nicht mit mir schlafen wollte. Bis dahin hatte ich keinerlei Ahnung, wofür ein Mann sonst gut sein sollte. Und ich hatte auch keinerlei Ahnung, wozu ich als Frau sonst gut sein sollte. Trotzdem ging es mir zunächst schlechter. Klinikaufenthalte häuften sich, das Jugendamt machte Druck. Die waren ziemlich widersprüchlich. Einerseits machten die Druck und drohten, mir die Kinder wegzunehmen, wenn mit den Klinikaufenthalten nicht Schluss wäre. Andererseits wurde ich gelobt, wie gut ich mein krankes Kind versorgte, und mir wurde sogar nahegelegt, Pflegemutter für schwierige Kinder zu werden. Eine Zeit lang konnte ich mir das sogar vorstellen, Pflegemutter zu werden. Große Teile meiner Lebenswahrheit existierten gar nicht für mich. Das war ich gar nicht gewesen, das war alles jemand anderes, das war ich gar nicht.

Ich bin übrigens immer sehr liebevoll mit meinen beiden Kindern umgegangen, habe sie nicht geschlagen, und sie hatten nie Angst vor mir. Sie hatten erst recht nie Angst vor irgendeinem Mann. Meine Kinder hatten keine Väter, keine Großeltern. Für mich war eins klar: Kinder gerne, aber kein Mann dazu. Wozu auch? Heute denke ich, da habe ich ganz richtig gehandelt. Die Männer, mit denen ich mich zusammengetan habe oder getan hätte, wären für die Kinder nicht gut gewesen. Und andere Männer habe ich damals gar nicht kennengelernt. Komisch, nicht?

1994 kam dann die nächste Katastrophe: Ich konnte meine Miete nicht bezahlen und wurde auf die Straße gesetzt. Mein Therapeut brachte mich im Frauenhaus unter. Viele Monate bin ich dort geblieben. Das war eine sehr gute Zeit für mich und die Kinder. In dieser Umgebung, mit der Unterstützung der Mitarbeiterinnen, habe ich mich immer mehr geöffnet. Ich habe mir helfen lassen, habe Hilfe zugelassen, auch in der Therapie. In dieser Zeit habe ich mich immer weniger prostituiert. Am liebsten wäre ich in eine therapeutische WG gezogen, in der Mütter mit Kindern zusammenleben und betreut werden. Das habe ich damals nicht gefunden. Heute gibt es so etwas.

Noch einmal ging das mit einem Kinderwunsch von vorne los. Trotz Therapie, trotz Frauenhaus. So schnell ändert man sich nicht, frau auch nicht, ich schon gar nicht. Das steckte tief drin, ging nicht gleich vorbei. Wieder fand sich ein Mann zum Schwängern. Wieder nahm ich während der Schwangerschaft Medikamente, wieder wollte ich intensiv ein schwerbehindertes Kind. Aber das Ganze war doch nicht mehr so exzessiv wie bei der zweiten Tochter. Und wieder hat das Schicksal mir ein gesundes Kind geschenkt.

Mein Baby war gerade vier Wochen alt, da überkam mich wieder der Zwang, mich zu verkleiden. Das war so ein heftiger Drang, dass ich nicht mal mehr das Baby erst füttern konnte. Ich habe das Kind im Kindersitz auf den Beifahrersitz gelegt und habe es gefüttert, während ich Auto fuhr. Mit 100 km/h über die Autobahn und dabei ein Baby füttern! Wenn ich zurückblicke, dann schüttele ich über mich selbst den Kopf. Ich bin in den Laden gerannt, habe mich darin umgezogen, bin nach Hause gefahren und da zusammengebrochen. Am nächsten Tag habe ich mich ins Amtsgericht gesetzt und bin da so lange geblieben, bis ich eine sofortige gerichtliche Betreuung erhalten hatte. Jetzt stand ich unter Betreuung. Das hatte ich finster entschlossen gegen den Willen meines Therapeuten gemacht. Der Gute wusste ja praktisch gar nichts. Er wusste, dass ich manchmal kein Geld hatte – dann gab er mir was! Den habe ich überhaupt noch nicht in meine Abgründe blicken lassen. Ich habe meine Betreuung herbeigeführt, aber ich habe unter meiner Betreuung gelitten. Ich konnte nicht gut ertragen, so teilweise fast entmündigt zu sein. Bald fühlte ich mich durch die Betreuung aber total befreit. Wir hatten immer zu essen, Rechnungen waren bezahlt, und ich habe mich bei meinem Dauer-Freier immer seltener prostituiert.

Es hat gut zehn Jahre gedauert, bis ich zu den Therapeuten so langsam immer mehr Vertrauen gefasst habe. Vorher habe ich mich nicht im Spiegel erkannt.

> Ich kannte die nicht, die ich da im Spiegel gesehen habe. Ich konnte meine Beine sehen, ich konnte meine Beine anfassen, aber das waren gar nicht meine Beine. Bei den sexuellen Kontakten hat mein Körper irgendwas getan, aber das hatte mit mir nichts zu tun, das war nicht ich.

Weiter waren stationäre Aufenthalte nötig. Es gab schwere Selbstverletzungen, ich habe mir die Brüste und den Bauch zerschnitten und versucht, meine Weiblichkeit zu vernichten. Eine Zeit lang habe ich Medikamente genommen, mit denen die Gerinnung gehemmt wird. So was bekommen sonst Menschen nach einem Herzinfarkt, damit sie nicht so schnell wieder einen bekommen. Mein Körper sollte entscheiden, ob ich weiterleben soll oder nicht. Ich habe Roulette gespielt. Und wirklich habe ich mehrmals innere Blutungen gehabt. Ich musste jetzt selbst in intensivmedizinische Behandlung, nicht mehr meine Kinder. Manchmal habe ich Glasscherben geschluckt, manchmal Zigaretten auf meiner Haut zerdrückt.

Inzwischen passiert es mir nur noch in sehr angespannten Situationen, dass ich mich nicht im Spiegel erkenne und keinen Körper habe. Inzwischen ist so was die Ausnahme. Aber seitdem ich nicht mehr mein erstes Kind schädigte, war mein eigener Körper dran. Ein merkwürdiger Therapiefortschritt, nicht? Trotzdem: Besser so als meine Tochter.

Gut 15 Jahre hat es gedauert, bis ich bei meiner damaligen Therapeutin dann angefangen habe, von meinem Münchhausen-by-proxy-Syndrom zu erzählen. Ich hatte eine unglaubliche Angst. Anfangs waren es nur sehr sporadische Erinnerungen an das, was ich meinem ersten Kind angetan habe. Das alles durfte ja auch gar nicht passiert sein. Ich hatte Angst, eingesperrt zu werden – ich wollte unbedingt eingesperrt werden! Ich bin böse, ich muss eingesperrt und bestraft werden. Wenn ich eingesperrt und bestraft werde, dann wird mich das befreien. Aber wie wird das dann für meine Kinder? Tue ich denen damit nicht erneut etwas an? Meine Therapeutin wird mich bestimmt verachten! Hat sie aber nicht. Sie hatte Verständnis – das war anfangs noch schlimmer. Wer war ich eigentlich? Die tolle, erfolgreiche, kompetente Mutter? Das absolute Monster? War ich gut? War ich böse? Eins war klar: Die Gute und die Böse kannten sich nicht.

Heute bin ich Opfer und Täterin. Ich bin beides. Ich finde es ganz entsetzlich, was mir angetan wurde. Und ich finde es ganz entsetzlich, was ich meinen Kindern angetan habe, insbesondere meiner ersten Tochter. Mir ist klar: Meine Handlungen waren ein Symptom meiner eigenen Traumatisierung. Die Therapie hat mir geholfen, für mich selbst Verständnis zu entwickeln. Aber habe ich auch Verständnis für meinen Stiefvater? Ist dessen Sadismus auch ein Symptom? Müsste ich nicht auch für ihn Verständnis haben, wenn ich für mich Verständnis habe? Wenn schon Verständnis, dann auch bitte für alle? »Vergebung für alle!«, würden die Christen fordern. Wenn ich mich verstehe und meinen Stiefvater nicht, was mache ich da schon wieder für innere Abspaltungen?

Auch meine Mutter macht mir immer noch Angst, obwohl die gar nicht mehr lebt – aber das ist eine andere, auch sehr traurige Geschichte. Dabei denke ich mir, dass die auch ihre Lebensgeschichte gehabt hat, die dazu geführt hat, dass sie so handelte, wie sie handelte. Für die war ein schlechter Mann besser als gar kein Mann. Ich habe für mich und meine Eltern volles Verständnis – kein Verständnis – volles Verständnis – kein Verständnis. Manchmal so, manchmal so.

Ich habe ein schlechtes Gewissen, ja. Aber immer seltener. Dabei darf es mir ja eigentlich nicht gutgehen – bei dem, was ich getan habe. Aber: Ich habe immer mehr Lust zu leben. Das Leben kann so schön sein!

Als Hausfrau und Mutter habe ich sicher mehr als mein halbes Leben hinter mir. Als Frau fühle ich mich eher wie 12 oder 13. Irgendwie pubertär, ganz am Anfang des Frau-Seins. Und ich beginne erst jetzt, meine Weiblichkeit mehr und mehr zu mögen.

Inzwischen bin ich sozial gut eingebunden. Ich engagiere mich ehrenamtlich, ich bin geachtet, ich bin beliebt. Wenn Ihr Kind Mitschüler oder Mitstudent einer meiner Töchter wäre – Sie wüssten nichts, Sie ahnten nichts! Wenn die Eltern wüssten, wer ich bin!

Bis vor wenigen Jahren war Sport für mich völlig unerträglich: schwitzende Menschen und ich selbst schwitzend, das hat viele

Jahre massiv getriggert. Den eigenen Körper zu spüren hat sogar zu Selbstverletzungen geführt, weil es mir Angst machte. Seit einigen Jahren ist Sport sehr wohltuend und entspannend. Den Körper spüren: schön!

Übrigens bin ich mir sicher, dass ich mich irgendwann verlieben werde. Ich weiß nicht, wann, und ich weiß nicht, ob ich mich in eine Frau oder einen Mann verlieben werde. Aber ich bin mir ganz sicher, dass es passieren wird. Sex hatte ich oft. Aber bis heute bin ich mit niemandem gemeinsam aufgewacht und habe mit niemandem gemeinsam gefrühstückt.

Ich verkleide mich manchmal noch. Heute kann ich die Sachen aber mehrere Monate lang tragen. Ich glaube, so was machen normale Frauen auch. »Mode« nennen die das dann. Ich kann mir das auch leisten, denn ich kaufe meine Sachen secondhand oder auf dem Flohmarkt. Alle meine Rechnungen sind bezahlt. Auch ganz ohne gesetzliche Betreuung.

Immer mal wieder gibt es Phasen, wo das Essen schwierig für mich ist. Mal esse ich zu viel, mal zu wenig. Ich verliere aber nicht völlig die Kontrolle und werde sicher nicht wieder abmagern. Im letzten Jahr habe ich mich zweimal selbst verletzt, ohne dass das chirurgisch versorgt werden musste. Seit mehr als fünf Jahren wohne ich in der gleichen Wohnung. In den 25 Jahren davor bin ich 23-mal umgezogen. Ich bin nicht mehr auf der Flucht. Schon gar nicht vor mir selbst.

Ich habe mich in der Therapie bemüht, ich habe gekämpft. Indem ich in Therapie ging, indem ich Klinikaufenthalte hatte, habe ich meinen Töchtern genutzt und geschadet. Ohne die Therapie hätte ich vermutlich mein erstes Kind irgendwann doch umgebracht, irgendwie. Ohne die Therapie hätte ich mich umgebracht, irgendwie. Oder irgendeine Selbstverletzung von mir wäre tödlich verlaufen. Meine Therapien haben meiner Tochter das Leben gerettet und haben mir das Leben gerettet. Aber ich war auch häufig fort, meine Kinder haben keine Konstanz erlebt. Meine erste Tochter, die unter meinem Münchhausen by proxy zu leiden hatte, hat eine Lernbehinderung, ging auf Förderschulen und hatte erhebliche emotionale und soziale Probleme. Sie hat selbst Kinder bekommen, die in Pflegefamilien leben. Sie hat meine Probleme besonders heftig abbekommen, und so geht meine Problematik in die nächste Generation, vielleicht sogar in die übernächste.

Meine zweite Tochter, die Kluge, die partout nicht als Schwerstbehinderte zur Welt kommen wollte, war schulisch und beruflich rundum erfolgreich. In der Jugend brauchte sie allerdings auch ambulante Psychotherapie, weil sie Symptome entwickelte, die niemanden etwas angehen, nur sie selbst.

Und meine dritte Tochter geht unauffällig, altersgerecht und bei allen beliebt zur Schule. Ich wünsche mir so sehr, dass sie besser durch die Pubertät kommt als die beiden anderen.

Wenn ich heute merke, dass es mir wieder ganz schlecht zu gehen droht, habe ich mir antrainiert, sofort abzurufen, was jetzt gerade alles gut ist: In Deutschland ist gerade kein Krieg, ich kann auf meinen eigenen Beinen laufen, ich lebe in der Landschaft, in der ich leben will, ich muss nicht Hunger leiden, ich habe immer frisches Wasser, meine Kinder gehen zur Schule oder studieren, meine Töchter lieben mich, für meine Töchter bin ich die liebste Mama der Welt, in diesem Frühjahr blühen die Tulpen besonders farbenprächtig. Ja, es ist vieles genau in diesem Moment sehr, sehr gut für mich.

Ich habe keine Fragen mehr an die Therapie. Ich habe verstanden.

2 Proxy – einige verstreute Bemerkungen zu Moral und Ethik, Schuld und Verantwortung

Dieter Birnbacher

Der zweifach distanzierte Standpunkt der Ethik

Die folgenden Bemerkungen zu Proxy werden auf die Leserin und den Leser höchstwahrscheinlich erschreckend distanziert, abstrakt und womöglich lebensfern wirken. Aber der Standpunkt, von dem aus sich der Ethiker einer Fallgeschichte wie Proxy nähert, ist zwangsläufig ein distanzierter Standpunkt, und zwar in anderer Weise distanziert als der wissenschaftliche Standpunkt des forschenden Psychologen oder der klinische Standpunkt des behandelnden Psychiaters. Für alle drei Standpunkte ist kennzeichnend, dass sie einzunehmen verlangt, sich aus dem emotionalen Schock, den die Geschichte auslöst, zunächst einmal ein Stück weit zu lösen. Aber während der Wissenschaftler primär an Erklärungen und vielleicht auch Prognosen interessiert ist, der Psychiater primär an Möglichkeiten eines heilenden oder lindernden Eingriffs, geht es dem Ethiker vor allem um die moralischen Aspekte des Falls, also um die Beurteilung des Verhaltens, der Sichtweisen und Motive der Beteiligten nach Kategorien der moralischen Wertigkeit.

Moralische Beurteilungen unterscheiden sich von wissenschaftlichen und klinischen Urteilen vor allem durch ihre sehr viel weitergehende Subjektivität. Das lässt sich bereits an ihrer kommunikativen Funktion ablesen. Ausgeprägter als bei wissenschaftlichen oder klinischen Urteilen tritt bei ihnen ein Ausdrucks- und Appell-Gehalt zutage, d. h., sie drücken Einstellungen aus und appellieren an die Sensibilität und das moralische Urteilsvermögen des jeweiligen Gesprächspartners. Auch wenn sie keine bloße Geschmackssache sind, sind sie niemals zwingend oder letztverbindlich.

Moralische Urteile sind niemals *vollständig* rational. Zugleich sind sie mehr und anderes als der Ausdruck spontaner Affekte. Zwar sind sowohl an ihrer Entstehung als auch an ihrem Vollzug Affekte beteiligt. Aber in moralischen Urteilen werden diese gewissermaßen gefiltert und in ein anderes »Sprachspiel« übersetzt. Der Philosoph David Hume hat im 18. Jahrhundert diese Transformation des Spontanen und Affektiven ins Allgemeine und Reflektierte so ausgedrückt:

> »Wenn jemand einen anderen seinen *Feind*, seinen *Rivalen*, seinen *Widersacher*, seinen *Gegner* nennt, so meint man, daß er die Sprache der Selbstliebe spricht und daß er Gefühle ausdrückt, die ihm eigen sind und die auf seinen besonderen Umständen und seiner besonderen Lage beruhen. Aber wenn er irgend jemanden als *lasterhaft*, *hassenswert* und *verdorben* bezeichnet, dann spricht er eine andere Sprache und drückt Gefühle aus, von denen er erwartet, daß alle seine Zuhörer darin mit ihm übereinstimmen. Er muß daher in diesem Fall von seiner privaten und besonderen Situation absehen und einen Standpunkt wählen, den er mit anderen gemeinsam hat; er muß auf ein allgemeines Prinzip der menschlichen Natur einwirken und eine Saite anschlagen, die bei allen Menschen harmonisch widerklingt.« (Hume [1751] 1984, S. 200f.)

In diesem klassischen Zitat finden sich bereits alle wesentlichen Eigentümlichkeiten moralischer Urteile wieder:

- Moralische Einstellungen sind unabhängig von situativen Affekten und Reaktionen.
- Moralische Urteile beurteilen den Einzelfall stets als Fall einer allgemeinen Regel, wenn auch einer möglicherweise hochgradig spezifischen Regel.

- Moralische Beurteilungen haben einen Anspruch auf Allgemeingültigkeit. Dieser zwingt dazu, moralische Bewertungen durch Gründe zu untermauern und nicht einfach zu behaupten oder aus anerkannten Autoritäten und Traditionen abzuleiten.
- Wenn der Anspruch auf Allgemeingültigkeit nicht nur postuliert, sondern auch konkret eingelöst werden soll, müssen Gründe genannt werden, die Aussicht darauf haben, von anderen – und insbesondere denen, deren Verhalten nach ihnen beurteilt wird – nachvollzogen und akzeptiert zu werden.
- Eine weitere Eigentümlichkeit von moralischen Normen ist, dass sie immer nur insoweit gelten, als sie auch akzeptiert werden. Eine moralische Norm *gilt* stets nur insoweit, als sie den Überzeugungen konkreter Menschen entspricht. Das unterscheidet sie von Rechtsnormen, die auch durch bloßen Machtspruch oktroyiert, also aufgezwungen werden können. Eine Folge davon ist, dass moralische Normen einerseits weniger relativ sind als Rechtsnormen, andererseits aber auch wieder relativer. Ob etwas rechtens ist, hängt von dem jeweils geltenden Rechtssystem ab. Moralische Bewertungen können sich von den geltenden Rechtsnormen unabhängig machen, sind jedoch oftmals in einer Gesellschaft kontroverser als Rechtsnormen und auch bei ein- und demselben Beurteiler oftmals unsicherer und schwankender.

Genaugenommen ist der Standpunkt der Ethik nicht nur distanziert, sondern in zweifacher Weise distanziert. Er distanziert sich noch einmal von dem Standpunkt der Moral, indem er diese ihrerseits zum Gegenstand der Betrachtung macht. Anders als vielfach im öffentlichen Sprachgebrauch unterscheidet die Philosophie gewöhnlich klar zwischen *moralischen* und *ethischen* Überlegungen. Sie unterscheiden sich sowohl in ihren Aufgaben als auch in ihren Verfahrensweisen. Aufgabe der *Mo-*

ral ist die Bewertung von Handlungen, Handlungsweisen, Motiven und Charakterzügen als moralisch richtig oder falsch, bedenklich oder unbedenklich, löblich oder verwerflich, vorbildlich oder verachtenswert. Die Verfahrensweise der Moral besteht im Wesentlichen in der Anwendung allgemeiner Beurteilungsprinzipien auf konkrete Fälle, wobei diese häufig durch Tradition, Sozialisierung und Erziehung vermittelt werden und in der Alltagspraxis zumeist implizit bleiben. Einige dieser allgemeinen Prinzipien sind ständige Bezugspunkte des moralischen Denkens und spielen in Erziehungsprozessen eine wesentliche Rolle. Die bekannteste dieser moralischen »Allerweltsprinzipien« ist die *Goldene Regel* in ihrer negativen und positiven Form: »Was Du willst, das man Dir tu, das tu auch anderen an!«; »Was Du nicht willst, das man Dir tu, das füg auch keinem anderen zu!«, das – an Kants kategorischen Imperativ erinnernde – *hypothetische Verallgemeinerungsprinzip*: »Tu nicht, von dem Du nicht wollen kannst, dass es jeder täte« und das Prinzip der *Fairness*: »Wenn Du von einer gemeinsamen Praxis profitierst, solltest Du auch Deinen Teil zu ihr beitragen«. Aufgabe der *Ethik* ist demgegenüber die theoretische Erfassung und Bewertung der Werte, Normen und Ideale, die den moralischen Bewertungen zugrunde liegen.

Ethik ist die *Theorie der Moral*. Ihre Verfahrensweise besteht in der Rekonstruktion, Analyse und rationalen Begründung moralischer Beurteilungsprinzipien. Diese Aufgabe ist nicht leicht zu bewältigen, schon deshalb, weil die hinter unseren moralischen Urteilen stehenden Prinzipien ein außerordentlich komplexes und wenig übersichtliches Regelgemisch bilden, von dem keineswegs sicher ist, dass es frei von inneren Widersprüchen bleibt. Außerdem sind an einzelnen moralischen Urteilen zumeist mehrere Prinzipien gleichzeitig beteiligt, die ihrerseits durch Bedingungen und Ausnahmebedingungen relativiert sind.

Insofern kann man die Moral mit der Grammatik vergleichen, deren Regelsystem unsere muttersprachlichen Ausdrucksweisen anleitet, ohne dass wir uns zumeist dieser Regeln bewusst sind. Wie in einem einzigen formulierten Satz eine Vielzahl grammatischer Regeln wirken, so wirken auch in den meisten moralischen Urteilen eine Vielzahl von Normen auf komplexe Weise zusammen.

Ethik und Moral sind also verschiedene Dinge. Das heißt jedoch nicht, dass sie nicht auf vielfältige Weise ineinandergreifen und sich wechselseitig bedingen. Wie die Ethik auf die Moral ist auch die Moral auf die Ethik angewiesen. Die Moral kommt an vielen Punkten nicht ohne die Ethik aus. Eine Notwendigkeit, ethische Überlegungen anzustellen, besteht z. B. immer dann,

- wenn moralische Beurteilungen unsicher sind,
- wenn sie zu mit den eigenen Mitteln der Moral nicht aufhebbaren Dilemmata führen oder
- wenn einer der Teilbereiche der Moral als Ganzer fragwürdig wird, wie es in Europa etwa mit dem Bereich der um den Begriff der Ehre angesiedelten Moralnormen um die Wende vom 19. zum 20. Jahrhundert und dann im letzten Drittel des 20. Jahrhunderts mit dem Bereich der Sexualmoral der Fall war.

Daneben gibt es Bereiche von Moralnormen, die die Ethik beschäftigen, weil sie sich gewissermaßen in einer Dauerkrise befinden und nicht nur in moralischen Wendezeiten, sondern immer wieder erneut infrage gestellt werden. Dazu gehört der für die westliche Moral zentrale Begriff der *Schuld*, die sich jemand durch moralisches Fehlverhalten auflädt; mit Bezug auf diesen zentralen Begriff der Schuld werden die gegen den Schuldigen verhängten moralischen und rechtlichen Sanktionen gerechtfertigt. Auch wenn in der Geschichte der Ethik die Legitimität des Begriffs »Schuld« eher von Außenseitern bezweifelt worden ist, etwa Spinoza und Nietzsche, und sich das auch in Deutschland geltende Schuldstrafrecht in erster Linie auf eher zum *Mainstream* gehörende Denker wie Kant und Hegel beruft, schwelen diese Zweifel weiter und haben in letzter Zeit neue Nahrung bekommen, insbesondere durch die Einsichten in die neuronalen Bedingungen von Straftaten:

> Haben wir Menschen unter neurobiologischer Perspektive überhaupt so etwas wie einen »freien« Willen, machen wir uns bei einer Straftat also wirklich »schuldig«, und können wir wie bisher üblich zur Rechenschaft gezogen werden, weil wir uns für die Straftat frei entschieden haben und für unser Handeln somit verantwortlich sind?

Klar ist jedenfalls, dass die Frage, wie weit moralische und rechtliche Sanktionen durch die Zuweisung von Schuld begründet werden können, zu den die Moral zentral tangierenden *ethischen* Fragen gehört. In der faktisch gelebten Moral haben der Begriff der Schuld und die Legitimation von Sanktionen durch Schuldzuweisung ihren festen Platz. Aufgabe der Ethik ist es, diese etablierte Praxis des Denkens und Handelns kritisch zu prüfen und ggf. zu korrigieren.

Auch diese Aufgabe ist alles andere als leicht. Erschwert wird sie dadurch, dass über die Prinzipien, denen eine solche Prüfung folgt, vielfach ebenso wenig Einigkeit besteht wie über die »richtige« Auflösung moralischer Unsicherheiten oder über die Normen, die, wenn ein ganzer Normenbereich wie der der Ehre oder der Keuschheit fragwürdig geworden ist, an deren Stelle treten sollen. Wie die Moral ist auch die Ethik ständig im Fluss, und jeder Anspruch, die letztgültige Lösung gefunden zu haben, wird durch nachfolgende Kritik früher oder später zunichte gemacht.

Im Bewusstsein dieser Vorläufigkeit und Unabgeschlossenheit der Ethik gehe ich im Folgenden von einer bestimmten Form von Ethik aus, ohne mich damit aufzuhalten, diese ihrerseits zu begründen, und zwar von einer im weitesten Sinne *funktionalistischen* Ethik. Diese Ethik postuliert, dass moralische Normen und Wertvorstellungen danach beurteilt werden, wie weit sie für ein friedliches und gedeihliches Zusammenleben von Menschen notwendig sind. Moralische Normen sind danach nicht unmittelbar als richtig einsehbar oder in anderer Weise »vom Himmel gefallen«, sondern wesentlich erfahrungsabhängig. Moralische Normen sind soziale Normen, die in kulturellen Vermittlungsprozessen tradiert, gelehrt und eingeübt werden, weil sie sich für die jeweilige soziale Bezugsgruppe als Voraussetzungen eines gedeihlichen Zusammenlebens bewährt haben.

Moralische Normen haben bestimmte individuelle und gesellschaftliche *Funktionen* zu erfüllen. Zu den individuellen Funktionen gehört, Verhaltenssicherheit zu ermöglichen und als Orientierung zu dienen, die auch in Krisensituationen die Aufrechterhaltung von Selbstachtung erlaubt. Zu ihren wichtigsten gesellschaftlichen Funktionen gehört es, Übergriffe zu begrenzen und die Furcht vor Aggression und Übervorteilung zu mindern, soziales Vertrauen zu stiften, Interessen- und Normkonflikte nach konsentierten Regeln zu lösen, denen die Gruppenmitglieder zustimmen, statt nach dem »Gesetz des Dschungels«, dem zufolge immer der Stärkere recht hat. Die Verlässlichkeit von Versprechen und Verträgen soll längerfristige Kooperationen zum wechselseitigen Vorteil ermöglichen. Eine solche Ethik ist pragmatisch und folgenorientiert. Das Maß, mit dem diese Ethik moralische Normen und Werte misst, ergibt sich daraus, wie weit ihre Geltung und Befolgung ein wünschenswertes gesellschaftliches Zusammenleben erleichtert oder erschwert – einschließlich dem, was ihre Geltung an Anstrengungen in der Erziehung und sozialen Verstärkung erfordert.

»Kinder-Ethik«

Viele der im Selbstbericht Proxy explizit oder implizit angesprochenen Fragen sind moralische Fragen, aber einige davon sind zugleich auch Fragen an die Ethik, und zwar die grundsätzlichen und kontroversen. Eine ist gegenwärtig hochaktuell und betrifft zusammen mit den moralischen vor allem auch die rechtlichen Umgangsweisen mit innerfamiliären Praktiken. Die Grundfrage lautet:

> Wie weit sollte die Familie als ein normativ geschützter Raum gelten, in dem die Eltern bzw. die zur elterlichen Sorge Berechtigten die Freiheit haben, gegenüber den ihnen anvertrauten Kindern Mittel einzusetzen, die, gegenüber den Kindern anderer Eltern eingesetzt, moralisch und/oder rechtlich unzulässig wären?

Innerhalb der Angewandten Ethik hat sich dazu seit kurzem eine eigenständige Disziplin konstituiert, die »Kinder-Ethik« (vgl. Schickhardt 2012). Diese fragt primär danach, welche moralischen Rechte Kindern generell zugesprochen werden können und sollen und welche Pflichten für diejenigen, die mit Kindern umgehen, daraus folgen. Doch ein Blick in die entsprechende Literatur zeigt schnell, dass die moralischen Rechte, die Kinder speziell *gegenüber ihren Eltern* zukommen, deutlich im Vordergrund stehen. Dahinter steht die Auffassung der meisten »Kinder-Ethiker«, dass das Ausmaß, in dem Kinder auch gerade gegen diejenigen, die zu ihrer Sorge berechtigt und verpflichtet sind, Rechte haben, theoretisch unzureichend geklärt ist und dass diese Rechte in der Praxis häufig unzureichend gewährleistet sind. Außerdem machen sich hinsichtlich dieser Frage kulturelle Unterschiede geltend, von denen fraglich ist, wie weit sie in einer multikulturellen Gesellschaft friedlich koexistieren können. Auf internationale Vereinbarungen – wie etwa die von mehr Ländern als jedes andere Übereinkommen unterzeichnete Kinderkonvention der Vereinten Nationen – können sich Normen, die dem eigenständigen moralischen Status des Kindes gerecht werden wollen, jedenfalls nur bedingt berufen. Zwar besagt die Kinderschutzkonvention, dass im Umgang mit dem Kind das Wohl des Kindes durchweg Vorrang haben sollte. Nach Art. 3. Abs. 2 sollen dem Kind Schutz und Fürsorge gewährleistet werden, »die zu seinem Wohlergehen notwendig sind«. Aber dieses hochherzige Bekenntnis wird durch die in Art. 5 eingeführten Relativierungen zum großen Teil wieder rückgängig gemacht, indem es die Vertragsstaaten darauf verpflichtet, die kulturell gewachsenen Rechte der Eltern zu achten, »das Kind bei der Ausübung der in diesem Übereinkommen anerkannten Rechte in einer seiner Entwicklung entsprechenden Weise angemessen zu begleiten und zu führen«, ohne dass spezifiziert wird, wie weit diese »Begleitung und Führung« im Einzelnen gehen darf. Kulturell als zulässig oder sogar geboten geltende Schädigungen des Kindes, wie etwa die durch Tradition geheiligten Praktiken der Prügelstrafe oder der weiblichen oder männlichen Beschneidung, werden damit – wie bei einer internationalen Vereinbarung nicht anders zu erwarten – durch die Hintertür wieder eingelassen. Auch hier ist vieles im Fluss.

Allerdings: So aktuell und komplex die Frage nach der Reichweite des Elternrechts gegen ihre eigenen Kinder auch immer ist, für Proxy stellt sich diese Frage nur am Rande. Denn zweifellos sind die Schädigungen, die die Kinder in diesem Fall von ihrer Mutter zu erleiden haben, so massiv, dass sie auch durch eine sehr weit gefasste Ermächtigung der Eltern zu tatsächlich oder potenziell schädigenden Eingriffen an ihren Kindern nicht gedeckt sind. Dieser Fall ist in der Tat ein Sonderfall und unterscheidet sich signifikant von den typischen Fallkonstellationen, die Gegenstand der »Kinder-Ethik« und des Kinderschutzes generell sind, nämlich zum einen Vernachlässigung und zum anderen aktive Schädigungen zu bestimmten persönlichen, paternalistischen oder kulturellen Zwecken.

Von der Vernachlässigung, der Unterlassung angemessener Schutz- und Fürsorgeleistungen, unterscheidet sich die stellvertretende Selbstschädigung durch ihre aktive Natur. Die Kinder werden zur Zielscheibe aktiver und intendierter Schädigung. Von den persönlichen (sexueller Missbrauch), paternalistischen (Prügelstrafe) oder kulturellen (weibliche oder männliche Beschneidung oder Scarifikation, also der Zufügung von Narben) Formen von Schädigung unterscheidet sie sich durch die Abwesenheit eines unmittelbar nachvollziehbaren Zwecks. Was diesen Fall so verstörend macht, ist gerade, dass hier die Schädigung keinem direkt ersichtlichen Zweck dient. Sie trägt eher Züge eines Symptoms als einer zweckrational vorgenommenen Handlung. Der Zweck dieses Symptoms erschließt sich nur der psychiatrischen Fachwelt, ist nicht allgemein und unmittelbar nachvollziehbar. Hierzu muss auf andere Kapitel dieses Buchs verwiesen werden.

Begrenzte Freiheit: Entschuldbarkeit?

Das führt unmittelbar auf die zentrale vom Selbstbericht aufgeworfene ethische Frage: Wie weit wird Proxy durch die Tatsache entlastet, dass es sich bei ihrem Verhalten in der Tat um ein Symptom handelt? Wie weit ist es überhaupt gerechtfertigt, in ihrem Fall von moralischer Verantwortlichkeit zu sprechen?

Wie das Strafrecht unterscheidet auch die Ethik zwischen zwei Voraussetzungen, die gegeben sein müssen, wenn ein moralischer Vorwurf berechtigt sein soll:

- einerseits das Unrecht einer Handlung, wobei Unterlassungen eingeschlossen sind,

- andererseits das Ausmaß, in dem die Unrechtshandlung zurechenbar ist, d. h. wie weit keine Umstände erkennbar sind, die das Handeln des Akteurs entschuldigen können.

Beide Voraussetzungen müssen erfüllt sein, wenn dem Akteur ein Vorwurf gemacht werden soll, wobei die erste der zweiten vorgeordnet ist: Erst wenn feststeht, dass die Handlung moralisch falsch bzw. unrechtmäßig ist, stellt sich die Frage, wie weit sie möglicherweise entschuldbar ist.

Eine Voraussetzung dafür, eine Handlung als moralisch falsch zu bezeichnen, ist zunächst, dass sie die Bedingungen erfüllt, die an eine Handlung überhaupt zu stellen sind.

Sie darf kein bloßes Widerfahrnis wie etwa ein unwillkürlicher Reflex sein, sondern muss auf die Urheberschaft des Akteurs zurückgehen und willentlich steuerbar sein. Das heißt nicht, dass jeder Handlung eine ausdrückliche Absicht zugrunde liegen muss. Aber sie muss doch so weit für den Akteur steuerbar sein, dass er sie unter geeigneten hinzutretenden Umständen unterlassen oder ihr eine andere als die ursprünglich bewusst oder unbewusst angezielte Richtung geben kann.

Eine weitere Bedingung ist, dass der Akteur in der Lage ist, zu wissen, was er tut, und die Tragweite dessen, was er tut, abschätzen kann. Moralisches Unrecht kann nur dann vorliegen, wenn der Akteur nicht mangels Wissen und Verständnis oder infolge eines auf ihn einwirkenden Zwangs unfähig ist, die Handlung zu vermeiden – es sei denn, der jeweilige Mangel oder Zwang sei von ihm selbst verschuldet. Deshalb sind Kleinkinder und Demente im fortgeschrittenen Stadium ebenso wenig Adressaten moralischer Urteile wie sehr unintelligente Menschen, die zwar verstehen, was sie tun, aber vielfach unfähig sind, die Folgen ihres Tuns für sich und andere abzuschätzen. Was sie tun oder unterlassen, entzieht sich einer moralischen Bewertung. Keine Ethik geht bei der Bewertung von Handlungen ausschließlich von den tatsächlichen Handlungsfolgen aus. Eine *strict liability*, wie sie für begrenzte Bereiche in manchen Rechtssystemen definiert ist, würde unser Verhalten mit unerträglichen moralischen Risiken belasten.

Sehr viel kontroverser als die Kriterien, die für die moralische Beurteilbarkeit von Handlungen gelten, sind die Kriterien für die *Zurechenbarkeit* von moralisch kritikwürdigen Handlungen, d. h. die Kriterien, nach denen sich die moralische Verantwortlichkeit (rechtlich: die Schuld) bemisst. Diese müssen zusätzlich erfüllt sein, wenn ein Handeln, durch das andere erheblich geschädigt werden, zu Recht nicht nur als moralisch falsch, sondern auch als moralisch vorwerfbar gelten soll. Strittig ist insbesondere, wie weit psychische Zwänge als Entschuldigungsgründe gelten können. Die sogenannten »harten Deterministen« gehen z. T. so weit, zu behaupten, dass letztlich kein Handeln vermeidbar ist, sondern aus den Determinanten des Handelns (Genetik, frühe Erfahrungen, Erziehung, Lebensumstände, Situation) lückenlos folgt. Auch die »härtesten« Deterministen gehen allerdings nicht so weit, zu behaupten, dass die mit psychischen Zwängen entschuldigten Handlungen bereits deshalb auch moralisch nicht beurteilbar sind, dass sie etwa Reflexen gleichzustellen sind. Eine »Triebtat« oder eine suchtbedingte Tat wie die Vernachlässigung der eigenen Kinder wegen Spiel- oder Drogensucht kann gleichzeitig moralisch falsch, aber dennoch – bei »übermächtigem Trieb« oder Suchtkrankheit – entschuldbar sein. Zwar ist Freiheit eine Bedingung sowohl für die moralische Beurteilbarkeit als auch für die moralische Vorwerfbarkeit einer Handlung. Aber Freiheit hat jedes Mal einen klar unterschiedenen Umfang:

Für die moralische Beurteilbarkeit reicht es hin, dass die Handlung für den Akteur so weit steuerbar ist, dass sie bei Eintritt neuer Umstände unterlassen werden kann. Für die moralische Vorwerfbarkeit ist notwendig, dass sie auch bei gleichen Umständen unterlassen werden kann, würde der Akteur seinen Willen nur hinreichend anstrengen.

Für das Ausmaß, in dem das Unrecht oder die Schuld in einem bestimmten Fall als vermindert gelten muss, kann die subjektive Sichtweise des Akteurs zwar eines von mehreren, aber kein ausschlaggebendes Kriterium sein. Recht und Unrecht eines Handelns spiegeln sich nicht notwendig im Rechts- oder Unrechtsbewusstsein des Akteurs. Andererseits verspüren Akteure vielfach nicht nur Unrechts-, sondern auch Schuldgefühle, etwa wenn ein Verhalten erhebliche Schadensfolgen hat. Dies kann selbst dann eintreten, wenn ein Unrecht mit Sicherheit auszuschließen ist, da ein bestimmtes Verhalten von vornherein nicht die Anforderungen an ein Handeln erfüllt. So kann ein Mensch sein Leben lang Schuldgefühle haben, weil er geboren wurde, da dies den Lebensweg seiner Eltern erheblich geschädigt hat, obwohl dieser Mensch nach in unserer Gesellschaft gültiger Überzeugung für seine Existenz weder verantwortlich noch gar schuldig ist. Analoges gilt für die Selbstzuschreibung von moralischer Verantwortlichkeit. Die paradoxe psychologische Wahrheit des Ödipus-Stoffes besteht gerade darin, dass sich Ödipus am Ende aus Verzweiflung selbst blendet, obwohl er durch die Umstände des Vatermords durch Unwissenheit entschuldigt ist.

Die Selbstzuschreibung von Verantwortlichkeit ist so wenig ein ausschlaggebendes Kriterium der tatsächlichen Verantwortlichkeit wie andersherum die Selbstzuschreibung von Entschuldbarkeit für die tatsächliche Entschuldbarkeit. Insofern können wir auch bei Proxy nicht davon ausgehen, dass ihre Selbstzuschreibung von Unrecht und Verantwortlichkeit ausreichen, ihr tatsächliches Unrecht und tatsächliche Verantwortlichkeit zuzuschreiben. Allerdings bedarf es aus meiner Sicht der Berücksichtigung ihrer Selbstbewertung auch gar nicht, um zu erkennen, dass der Bericht in der vorliegenden Form keine überzeugenden Gründe liefert, das Unrecht ihres Verhaltens für gemindert zu halten. Proxy lässt ein hinreichendes Maß an Urteilskraft, Verständnis und Selbstkenntnis erkennen, um ihr Handeln als genuines Handeln gelten zu lassen.

Sehr viel weniger eindeutig ist, ob sie über die Willenskraft verfügt, sich ihres zwanghaften Schädigungsverhaltens zu enthalten oder dieses auf weniger verletzliche Objekte zu lenken. Dagegen spricht, dass ihr Verhalten ihr selbst gelegentlich ebenso wenig verständlich ist wie das Suchtverhalten einem zum Ausstieg entschlossenen Süchtigen. Andererseits ist aber auch nicht zu erkennen, dass sie ernsthafte Anstrengungen unternimmt, aus ihrem fatalen Programm auszusteigen, selbst nicht im Wiederholungsfall. Für die Frage der Verantwortlichkeit macht es schließlich einen großen Unterschied, ob eine Person von einem Verhalten, das sie selbst für moralisch falsch hält, gewissermaßen »überrascht« wird oder ob sie es zulässt, obwohl sie von ihren dunklen Neigungen weiß.

Bekannt ist der vergleichbare Fall eines pädophilen Lehrers, bei dem sich, nachdem er bereits rechtskräftig verurteilt worden war, bei einer medizinischen Untersuchung herausstellte, dass sich bei ihm ein Hirntumor gebildet hatte. Dieser war offensichtlich für sein Verhalten ursächlich, da nach der Operation des Tumors seine pädophilen Neigungen verschwanden. Erst als sich der Tumor neu bildete, setzten diese erneut ein. In diesem Fall liegt es nahe, zu sagen, dass dieser Lehrer vorgewarnt war und von ihm deshalb zu erwarten war, dass er im Wissen um seine wiedererwachten schädigenden Neigungen und um den Zusammenhang zwischen neuronalen und Motivationsänderungen zu der besonderen Willensanstrengung verpflichtet war, die der Verzicht auf die reale Erfüllung seiner Neigungen für ihn bedeuten musste. Anders als beim ersten Mal wäre ihm die Vernachlässigung dieser Pflicht im Wiederholungsfall sehr wohl anzurechnen. Das Argument, dass er aufgrund schicksalhafter und von ihm selbst in keiner Weise zu verantwortender Umstände zu diesem Verzicht gezwungen ist, von dem er bei einem günstigeren Schicksal verschont geblieben wäre, und dass er durch die Verpflichtung zur Kontrolle seines Triebs gewissermaßen doppelt gestraft ist, reicht als Entschuldigungsgrund für eine etwaige Nachlässigkeit in dieser Kontrolle nicht aus. Dafür ist die Schädlichkeit des Triebs für andere zu erheblich. Von ihm werden zu Recht mehr Opfer gefordert als von anderen, weniger Belasteten. Auf einem anderen Blatt steht, ob er im Fall der Nachlässigkeit auch strafrechtlich belangt werden sollte. Von ihm wird man sagen können, dass er durch die erlittenen Schuldgefühle und durch das hohe Maß an Willensanstrengung, das ihm die Kontrolle seiner Neigungen abverlangt, bereits genug bestraft ist. Welchen Sinn soll es haben, ihn zusätzlich noch ins Gefängnis zu bringen? Ein ganz anderes Problem ist an dieser Stelle die Verhinderung weiterer Straftaten, deren juristische, moralische und ethische Abwägung ganze Bücher füllt.

Analog hängt für die Zuschreibbarkeit der Wiederholungshandlungen Proxys alles davon ab, wie weit man ihr die Freiheit zuschreiben kann, angesichts des Wissens um ihre Neigungen eine entsprechend verschärfte Kontrolle über deren Umsetzung in reales Verhalten zu leisten. Nach meinem Eindruck legt der Bericht nahe, dass dieser Spielraum für sie auch auf dem Hintergrund ihrer schweren kindlichen Traumatisierung bestanden hat. Zwar gibt sie an, überzeugt gewesen zu sein, nur dadurch, dass sie ihr Kind schädigte, sich selbst vor einem Suizid bewahren zu können. Aber diese Überzeugung war lediglich durch eine Anmutung begründet. Sie war in keiner Weise fundiert. Vor allem ist nicht klar, dass sich ihr diese Selbstrechtfertigung mit einer derartigen Übermacht aufgedrängt hat, dass sie sich gegen sie nicht zur Wehr setzen konnte. Aber vielleicht lasse ich mich bei dieser Einschätzung von einem falschen Eindruck täuschen. Festzuhalten ist in jedem Fall, dass *tout comprendre* keineswegs *tout pardonner* impliziert: Alles zu verstehen heißt nicht, alles zu verzeihen. Entscheidend ist nicht, wie weit wir die für ein Verhalten ursächlichen Faktoren zurückverfolgen können, sondern wie weit der Akteur über einen hinreichend großen Spielraum verfügt, um dem Druck dieser Faktoren Widerstand entgegenzusetzen. Auch in ihrem Fall wäre es wenig sinnvoll gewesen, sie zusätzlich noch ins Gefängnis zu bringen. Sinnvoller im Sinne der Prävention wäre es gewesen, ihr, wie es ein deutsches Oberlandesgericht kürzlich in einem ähnlich gelagerten Fall getan hat, das Sorgerecht zu entziehen.[1]

Pränatale versus postnatale Schädigung

Eine andere ethisch kontroverse Frage, die der Proxy-Bericht aufwirft, ist die nach der moralischen Bewertung von Schädigungen von später geborenen Menschen in einer pränatalen Phase, d. h. als Embryonen oder Feten. Proxy erzählt in ihrem Bericht u. a., dass sie während ihrer zweiten Schwangerschaft alles dafür getan hat, dass ihr zweites Kind behindert, sogar »schwerstbehindert« zur Welt kommt. Sie »habe alles an Medikamenten geklaut, wo drauf stand, dass es in der Schwangerschaft nicht gut ist«. Wie wäre ihr Handeln zu beurteilen, hätte sie Erfolg gehabt?

1 Gefährdet ein Elternteil durch Vortäuschen oder Erzeugen von Krankheiten beim Kind das Kindeswohl (Münchhausen-by-proxy-Syndrom), ist der Entzug des Sorgerechts angezeigt. OLG Celle, 3. Februar 2006. FamRZ 06, 1478.

Diese Frage stellt sich in der Bioethik insbesondere in zwei Kontexten: erstens im Zusammenhang mit einem für das spätere Kind riskanten Verhalten der Mutter bzw. der Eltern; zweitens mit pränatalen medizinischen Eingriffen in die Entwicklung des Embryos oder Fetus, entweder zur Therapie des Fetus oder zu einer bisher noch nicht realisierten, aber im Prinzip sicher bald möglichen »Gentherapie«, also therapeutisch motivierten Eingriffen ins Genom des frühen Embryos.

Beide Kontexte unterscheiden sich signifikant von dem des Proxy-Falls: Im ersten ist die Schädigung in der Regel nicht direkt intendiert, sondern wird allenfalls um anderer Zwecke willen in Kauf genommen. Vielfach wird sie gar nicht als vorsätzlich, sondern eher als unbewusst oder bewusst fahrlässig zu qualifizieren sein: Die künftige Mutter verhält sich in einer für den Fetus schädlichen Weise, entweder ohne an das Risiko einer Schädigung zu denken oder mit dem zeitweiligen Gedanken daran, aber ohne daraus für ihr Verhalten Konsequenzen zu ziehen.

Auch im zweiten Kontext wird eine Schädigung des Fetus und damit des späteren Kindes allenfalls in Kauf genommen. Jeder medizinische Eingriff, ob diagnostisch oder therapeutisch, bedeutet ein – wie immer geringfügiges – Risiko, und dieses Risiko muss gegen die Chancen des Eingriffs abgewogen werden. Er ist gerechtfertigt, solange die Chancen das Risiko eindeutig überwiegen.

Dennoch werfen all diese unterschiedlichen Fälle eine Frage auf: Ist eine Schädigung des Ungeborenen in derselben Weise zu beurteilen wie eine entsprechende Schädigung des geborenen Kindes, vorausgesetzt, das geschädigte Ungeborene wird geboren und die pränatale Schädigung wirkt sich auf sein Befinden und seine Lebenschancen in ähnlicher Weise aus wie eine entsprechende postnatale Schädigung? Sollte es für die moralische Beurteilung einen Unterschied machen, zu welchem Zeitpunkt die Schädigung eintritt?

Es ist nicht ganz unwichtig, diese Frage von einer anderen zu unterscheiden, die mit ihr leicht zu verwechseln ist: die Frage, ob und inwieweit eine Schädigung bzw. ein Risiko beurteilt werden sollte, die bzw. das mit der *Erzeugung* eines Menschenlebens untrennbar verbunden ist, sodass das betreffende Menschenleben ohne die jeweilige Schädigung oder das Risiko gar nicht existieren würde. Diese Frage stellt sich immer dann, wenn es um reproduktionsmedizinische Verfahren geht, die mit einem beträchtlichen Risiko für das spätere Kind verbunden sind, etwa das reproduktive Klonen. Auch dann, wenn in Zukunft Versuche an mit dem Menschen vergleichbaren Säugetieren dazu führen würden, das Risiko dieses Verfahrens abzusenken, würde doch jede Ethikkommission – abgesehen von möglichen anderen Vorbehalten – Bedenken haben, eine klinische Prüfung des Verfahrens am Menschen zuzulassen, da der Wechsel der Spezies neue und weitgehend unbekannte Risiken birgt.

Allerdings geht eine in der Bioethik durchaus nicht selten anzutreffende Lehrmeinung in die umgekehrte Richtung. Danach kann von einer Schädigung und einem entsprechenden Risiko des Embryos, Fetus und des späteren Kindes grundsätzlich keine Rede sein, solange die Existenz des Geschädigten ohne die Schädigung gar nicht möglich ist. Von einer »Schädigung« könne allenfalls dann geredet werden, wenn die durch die Art seiner Entstehung bedingten »Schäden« so extrem sind, dass das Kind sein Leben für nicht lebenswert hält und den Tod vorzieht. Dies wird jedoch nur in seltenen Ausnahmefällen der Fall sein. Auch ein aus einem so riskanten Verfahren wie dem reproduktiven Klonen hervorgegangenes Kind wird seine eigene Existenz in der Regel bejahen – nicht anders als die gegenwärtig lebenden zahlreichen Klone anderer Säugetierspezies, die, hätten sie die Fähigkeit dazu, ihre Existenz in der Regel ebenfalls bejahen würden. Auch ein »Opfer« der Unausgereiftheit der reproduktionsmedizinischen Methode würde seine

Existenz mitsamt der durch die Umstände seiner Entstehung bedingten »Schäden« der Nichtexistenz vorziehen (Birnbacher 1998).

Diese Komplikation liegt im gegenwärtigen Fall nicht vor, sodass uns die schwierigen Überlegungen zu Fragen der Bewertung von Existenz und Nicht-Existenz, wie sie sich im Zusammenhang mit *Wrongful-life*-Fällen stellen, erspart bleiben. Solange jedoch eine pränatale Schädigung nicht untrennbar mit der Erzeugung eines Menschenlebens verknüpft ist, sondern unabhängig und zu einem späteren Zeitpunkt eintritt, ist nicht zu sehen, warum sie grundsätzlich anders beurteilt werden sollte als eine Schädigung nach der Geburt, sofern sie sich ähnlich gravierend auf das Leben des Kindes auswirkt und die weiteren beurteilungsrelevanten Merkmale der Handlung gleich sind, z.B. das Wissen um die Tragweite der Handlung, die Absicht, die Motive oder die Freiheit, anders handeln zu können.

Man könnte vielleicht einwenden, dass sich eine pränatale und eine postnatale Schädigung hinsichtlich der *Sichtbarkeit* der bewirkten Schäden unterscheiden. Die unmittelbare Sichtbarkeit der Schädigungsfolgen könnte den Schädigenden möglicherweise davon abhalten, mit der begonnenen Schädigung fortzufahren – ein ungeborenes Kind kann noch nicht schreien. Aber auch eine postnatale Schädigung ist offensichtlich nicht an die Sichtbarkeit der hervorgerufenen Schädigung gebunden. Die Schäden können auch zunächst verborgen bleiben und erst später hervortreten. Die zeitliche Verzögerung des Schadenseintritts entlastet allenfalls unter psychologischen Gesichtspunkten von Verantwortung – aufgrund von »reiner Zeitpräferenz«, der Tendenz zur Minderbewertung erst in Zukunft eintretender Schäden –, nicht aber unter den hier relevanten ethischen Gesichtspunkten.

Grenzen der Schweigepflicht

Die ärztliche Schweigepflicht ist nicht nur ein mehr oder weniger selbstverständlicher Bestandteil des ärztlichen Ethos, sondern weltweit auch berufsrechtlich, wenn nicht – wie in Deutschland –, sogar strafrechtlich verankert. Ohne ein durch Sanktionen abgesichertes Vertrauensverhältnis zwischen Arzt und Patient wären in der Tat zentrale gesellschaftliche Zwecke der Medizin nicht zu erreichen. Die Arzt-Patient-Beziehung ist ein Schutzraum gegen übermächtige gesellschaftliche Erwartungen und erfüllt gerade dadurch eine wichtige gesellschaftliche Funktion. Das Vertrauen darauf, dass dem Arzt anvertraute Geheimnisse auch dann weder an Private noch an Institutionen weitergegeben werden, wenn es bei diesen Geheimnissen um von der Gesellschaft abgelehnte Verhaltensweisen geht, zählt, wie es das Bundesverfassungsgericht einmal formuliert hat, »zu den Grundvoraussetzungen ärztlichen Wirkens«.[2] Die ärztliche Schweigepflicht ist demnach ein eminent hohes Gut und verdient strenger geschützt zu werden als die für andere Berufsgruppen wie etwa Journalisten bzw. für jedermann geltende moralische Verpflichtung zur Achtung der Privatsphäre und zur Bewahrung der Geheimnisse anderer. Entsprechend eng müssen die zulässigen Verletzungen der Schweigepflicht eingegrenzt werden.

Ausnahmen von der Schweigepflicht müssen allerdings erlaubt sein, wann immer andere von einem Patienten gravierende Schädigungen zu erwarten haben. Der *California Supreme Court* hat dies anlässlich eines Falls, in dem ein Psychiatrie-Patient die Ankündigung, dass er seine Frau ermorden wolle, umgehend wahrgemacht hat, auf den Punkt gebracht: »The privilege ends where the public peril begins« (Bok 1986, S. 128). Auch

2 Bundesverfassungsgericht: Entscheidungen 32 (1972), 380

die deutsche Musterberufsordnung lässt in § 9, Abs. 2 eine Verletzung der Schweigepflicht in Fällen zu, in denen eine Verletzung »zum Schutze eines höherwertigen Rechtsgutes« erforderlich ist. In klar umgrenzten Fällen ist eine Verletzung der Schweigepflicht sogar rechtlich geboten, etwa zum Zweck der Seuchenprävention oder in Fällen wie dem vom *California Supreme Court* kommentierten, in denen nur unter Verletzung der Schweigepflicht ein Kapitalverbrechen verhindert werden kann.

Eine Verletzung der Schweigepflicht ist etwas Missliches, und der Arzt, aber auch die Ärzteschaft und die Gesellschaft insgesamt haben ein berechtigtes Interesse daran, Konflikte zwischen Schweigepflicht und Minderung von Fremdgefährdungen von vornherein zu vermeiden. Dies gelingt vielfach, wenn der Patient eindringlich auf die von ihm ausgehende Gefährdung hingewiesen wird und er sich in der Folge entsprechend verhält. Zum Schutz der Schweigepflicht sollten aber nicht nur diese, sondern alle Möglichkeiten einer vorgelagerten Risikovermeidung genutzt werden. Die Frage bleibt, welche Norm für den Fall gelten sollte, dass alle Vermeidungsstrategien ins Leere laufen und sich der Konflikt nicht umgehen lässt.

Sollte es einem Arzt, der Proxys Syndrom erkennt, dieses aber nicht selbst behandeln kann, zumindest erlaubt sein, Meldung zu erstatten?

Diese Frage ist zweifellos zu bejahen, solange das Gefährdungspotenzial nach realistischer Einschätzung substanziell ist und die Schwere des vom Patienten erwarteten Verzichts auf das schädigende Verhalten wertmäßig eindeutig überwiegt. Die Frage, die sich der mit der Abwägung konfrontierte Arzt vorlegen muss, ist, ob er es verantworten kann, angesichts der Schwere und der Eintrittswahrscheinlichkeit einer Schädigung Dritter dem Patienten die aus der Verletzung der Schweigepflicht folgenden Beschränkungen seiner Handlungsfreiheit zuzumuten. In zwei medizinethischen Diskussionszusammenhängen hat die Diskussion in der Tat zu dem Ergebnis geführt, dass eine Verletzung der Schweigepflicht, sofern der Normkonflikt nicht vermieden werden kann, als zumindest moralisch zulässig gelten sollte: bei Fahreignungsmängeln neurologischer Patienten, die ein beträchtliches Gefährdungspotenzial für andere Verkehrsteilnehmer darstellen, sowie bei dem Erlangen von Kenntnis über die Unterstützung eines – freiwilligen oder unfreiwilligen – Dopings bei Kindern und Jugendlichen. Bei offenkundiger Unfähigkeit eines uneinsichtigen neurologischen Patienten, mit hinreichender Sicherheit Auto zu fahren, kann das Gefährdungspotenzial als ausreichend gravierend gelten, um die Verletzung der ärztlichen Schweigepflicht zu rechtfertigen. Eine Informierung der zuständigen Verwaltungsbehörde bei schweren Ausfallerscheinungen eines solchen Patienten gilt denn auch als rechtlich zulässig, wobei man sich als Rechtsgrundlage auf die Figur des »rechtfertigenden Notstands« beruft. In der Schweiz existiert sogar eine besondere gesetzliche Vorschrift, die dem Arzt eine entsprechende Meldung an die Verkehrsbehörde gestattet (vgl. Geppert 2002).

Im Fall der Unterstützung des Dopings von Minderjährigen liegt eine vergleichbare Situation vor. Wie die durch Patienten gefährdeten ahnungslosen Verkehrsteilnehmer (in einem Einzelfall wurde eine ganze Familie durch eine neurologische Ausfallerscheinung in den Tod gerissen) sind auch Minderjährige nur bedingt fähig, ihre Erwartungen an und Rechte auf Unversehrtheit wirksam geltend zu machen. Zudem kann sich Doping in dieser Lebensphase besonders gravierend auf das künftige Erwachsenenleben auswirken. Deshalb hat etwa die Zentrale Ethikkommission der Bundesärztekammer in ihrer Stellungnahme zur ärztlichen Duldung oder Unterstützung von Dopingpraktiken die Anzeige eines Doping bei Minderjährigen unterstützenden Arztes ausdrücklich für ethisch zulässig erklärt, sofern andere Wege zur Abhilfe, wie etwa die Information der gesetzlichen Vertreter, nicht zum Ziel führen.[3]

Damit schließe ich meine »verstreuten Bemerkungen« aus ethischer Sicht ab – nicht ohne meinen Respekt gegenüber den Therapeuten zu erklären, deren geduldige Bemühungen Proxy zu der aus jeder Seite ihres Berichts sprechenden Selbsteinsicht verholfen haben. Zweifellos sind sie es, denen Proxy und ihre Kinder ihr gegenwärtiges Wohlergehen zu einem guten Teil zu verdanken haben.

Literatur

Birnbacher D (1998). Aussichten eines Klons. In: Ach J, Brudermüller G, Runtenberg C (Hrsg). Hello Dolly? Über das Klonen. Frankfurt/M.: Suhrkamp; S. 46–71.

Bok S (1986). Secrets. On the ethics of concealment and revelation. Oxford: Vintage Books.

Geppert K (2002). Rechtliche Überlegungen zur Fahreignung bei neurologischen und neuropsychologischen Erkrankungen. Zur ärztlichen Schweigepflicht und Verkehrssicherheit. In: Festschrift für Karl Heinz Gössel, herausgegeben von Dieter Dölling und Volker Erb. Heidelberg: Müller; S. 303–16.

Hume D (1984). Eine Untersuchung über die Prinzipien der Moral. Stuttgart: Reclam.

Schickhardt C (2012). Kinder-Ethik. Der moralische Status und die Rechte der Kinder. Münster: Mentis.

---

3 Vgl. Zentrale Kommission zur Wahrung ethischer Grundsätze in der Medizin und ihren Grenzgebieten bei der Bundesärztekammer: Doping und ärztliche Ethik. Deutsches Ärzteblatt 106 (2009), A 361

3 Proxy – ein Fall von potenzieller (partieller?) Kindstötung

Eine psychoanalytisch-feministische Perspektive

Heidi Möller

Was wäre geschehen, wenn einer der Frau Proxys Tochter behandelnden Ärzte der »Monster-Mutter«, wie Frau Proxy sich selbst beschreibt, auf die Schliche gekommen wäre und wegen versuchter Kindstötung Anzeige erstattet hätte? Und angenommen, Frau Proxy hätte sich keinen Anwalt leisten können, der vor Gericht einen wohlwollenden Gutachter beantragt hätte, der ihr Schuldunfähigkeit attestiert hätte, und keinen Richter gehabt, der ihm gefolgt wäre? Wir können Frau Proxys Handlungen auch mit einer kriminologischen Brille lesen.

Ich bin Psychologin, und die juristische Würdigung steht mir nicht zu. Das kann Kirsten Stang in diesem Band sicher sehr viel besser (▸ Kap. 4). Was ich aber kann, sind die Besonderheiten weiblicher Tötungsdelinquenz aufzuzeigen. Weiblichkeit wird selten mit Kriminalität in Zusammenhang gebracht; diese Form gesellschaftlicher Abweichung ist eher den Männern zugeordnet. Das mag ein Grund dafür sein, dass keiner der zahlreichen Profis, die in Frau Proxys Leben auftauchen, diese Perspektive einnahm und somit dafür gesorgt hat, dass sie nie mit dem Strafrecht in Konflikt geriet.

Weibliche Kriminalität

Bei dem Begriff Kriminalität haben die meisten Menschen einen männlichen Täter vor Augen, jemanden, der gerade eine Bank oder einen Supermarkt ausraubt oder sein Gegenüber bei einer Schlägerei lebensbedrohlich verletzt. In den Fantasien der Bevölkerung, in naiven Alltagstheorien, aber auch in der Mehrzahl wissenschaftlicher Untersuchungen scheint die Prämisse zu sein, dass Kriminalität zunächst einmal durch die Kriminalität des Mannes repräsentiert wird.

Weibliche Delinquenz stellt demgegenüber lediglich ein Randphänomen dar. So beläuft sich der Anteil der Frauen an den in Deutschland inhaftierten Menschen auf nur ca. 5 %. Die geringe Kriminalitätsbelastung der Frauen, und zwar kulturübergreifend, altersunabhängig, in Stadt und Land und zu jedwedem Zeitpunkt, nimmt ein Delikt aus: die Kindstötung.

Üblicherweise stellt Delinquenz ein typisch männliches Muster zur Konfliktlösung dar. Frauen reagieren eher mit autoaggressiven Verarbeitungsmodi wie der Entwicklung einer Sucht, Ausprägung von Depression oder eine anderen psychischen Krankheit. Die psychosoziale Lage der Frauen legt die Problemlösung durch Delinquenz nicht gerade nahe. Vergleicht man die männliche und die weibliche Lebenswelt, so ist die Hypothese der doppelten Unterdrückung der Frau heute eine Binsenweisheit. Neben den schlechteren Chancen in der Erwerbsarbeit leben Frauen oft in schwierigen Geschlechterverhältnissen. Daraus ließe sich ableiten, dass von Frauen Problemlösestrategien zur Bewältigung gesellschaftlich bedingter Konfliktlagen bevorzugt werden, die mit einer größeren Passivität einhergehen, d. h. weniger Aktivität erfordern, als Kriminalität dies tut. Man könnte weiterhin davon ausgehen, dass Frauen einem stärkeren Anpassungsdruck an die bestehenden Verhältnisse unterliegen als Männer. Durch die Tatsache, dass Frauen eher krank als kriminell werden, wirken sie – anders als delinquente Männer – an der Aufrechterhaltung bestehender Verhältnisse mit, wenn auch durch Verneinung ihrer vitalen Interessen. Man könnte vermuten, dass Kriminalität die Domäne der Männer und Krankheit die der Frauen bleiben soll.

Spezifisch weibliche Delikte

Entsprechend der spezifisch weiblichen Konfliktlage konzentriert sich weibliche Kriminalität auf einzelne Straftatgruppen. Es lässt sich bei Männern eine breite Streuung der Delikttypen finden; bei Frauen konzentriert sich die Devianz auf einige wenige Bereiche. So ist ein relativ hoher Anteil von Frauen an Diebstahlsdelikten ohne erschwerende Umstände (wie z. B. Einbruchdiebstahl) zu verzeichnen. Meist ist der Ladendiebstahl gemeint, was sich z. T. aus dem höheren Kundenanteil von Frauen in Warenhäusern und Selbstbedienungsläden erklären lässt. Daraus ergibt sich eine höhere Wahrscheinlichkeit, dass Frauen bei einem Diebstahl auffallen.

Frauen stehlen andere Waren, hauptsächlich aus dem Bereich der Kosmetik- und Modebranche. Der Diebstahl gerade dieser Waren lässt sich unter dem Gesichtspunkt des Statuserwerbs subsumieren. Der soziale Status der Frau definiert sich nach wie vor häufig durch den des männlichen Partners, und ihre Chancen hängen von männlich definierten Kriterien äußerer sexueller Attraktivität ab. Weibliche Ladendiebstähle dienen somit der Chancenerhöhung bei der Partnersuche.

Hehlerei, Untreue und Begünstigung bilden einen weiteren Schwerpunkt. Es fällt auf, dass bei diesen Straftaten wenige Hindernisse im Weg stehen und sie mit wenig aggressivem Potenzial einhergehen. Frauen werden selten wegen Sittlichkeitsdelikten, schwerem Raub und Erpressung auffällig.

Frauen sind überdurchschnittlich häufig (immer bezogen auf ihren insgesamt geringen Anteil) an Aussagedelikten beteiligt. Diese finden im Zusammenhang mit Ehescheidungsverfahren und Unterhaltsprozessen statt und beziehen sich auf sexuelle Falschbeschuldigung. Weiterhin gibt es eine überdurchschnittliche Beteiligung der Frauen bei Beleidigungsdelikten, die im sozialen Nahraum, z. B. bei Nachbarschafts- und/oder Familienstreitigkeiten, stattfinden. Es lassen sich weniger Angriffe gegen Beamte finden. Frauen werden überdurchschnittlich oft wegen der Verletzung der Aufsichtspflicht und wegen Kindesmisshandlung angezeigt.

Bei allen aufgezählten Deliktgruppen ist der enge Zusammenhang mit der Rolle der Frau und ihrem typischen Handlungsraum – Fortpflanzung und Kindererziehung – auffallend. Weibliche Straftaten treten vorwiegend im häuslichen Lebensraum auf.

Versuchte Tötungskriminalität ist mehr noch als allgemeine Kriminalität eine Sache der Männer (1:7). Die weibliche Tötungskriminalität mitsamt ihren tattypischen Aspekten zeigt noch stärker als andere Straftatengruppen exemplarisch den Zusammenhang zwischen weiblicher Kriminalität und Geschlechtsrolle auf (vgl. Möller 1996). Frauen sind deutlich häufiger Opfer als Täterinnen bei Tötungsdelikten.

Die Kindstötung in psychoanalytisch-psychodynamischer Sicht

Ein mit besonderer Abscheu der Öffentlichkeit kommentiertes Delikt stellt die Kindstötung durch Frauen dar. Durch die als selbstverständlich naturgegeben angenommene und darum gesellschaftlich ebenso selbstverständlich eingeforderte innige Mutter-Kind-Bindung ist der Gedanke an Tötungen der eigenen »Leibesfrucht« so tabuiert wie kein zweiter. Wiese (1993) versucht, anhand einer Einzelfallanalyse den psychodynamischen Hintergrund der Tötung eines Kindes – in dem von ihr untersuchten Fall der Tötung eines 14-jährigen Sohnes – zu erhellen. Wiese wählt die im Folgenden erläuterten fünf unterschiedlichen Blickwinkel.

Die Tötung des Kindes aus gestörter Identifikation

Wiese konstatiert, dass Mütter, die später zu Täterinnen werden, in ihrer eigenen Kindheit »aufgrund früher Versagenserlebnisse für entstehende destruktive Impulse kein Ventil in der Mutter gefunden haben« (Wiese 1993, S. 80). Da ihre Mutter selbst mit Hass auf das Kind erfüllt war, konnte sie die Containerfunktion nicht erfüllen, d.h., sie nahm die destruktiven Impulse des Kindes in der Phase der projektiven Identifizierung nicht auf und gestaltete diese nicht um. Umgangssprachlich formuliert: Die selbst hochaggressive Mutter konnte in der frühen Kindheit Wut und Hass des Säuglings und Kleinkindes nicht gelassen akzeptieren und beruhigend beantworten. In der Folge verblieb das Kind in der primitiven Abwehrfunktion der Spaltung verhaftet, teilte die Welt also in entweder »nur gute« oder »nur böse« Objekte. Es konnte darum auch nicht lernen, die eigenen destruktiven Impulse in das Selbst zu integrieren. Denn bei der frühen Fixierung auf die Spaltung der Objekte in nur gut oder nur schlecht wird auch das Selbst als nur gut oder nur schlecht erlebt. Es wird nicht die Stufe der sogenannten fusionierten Objekte und des fusionierten Selbst als eines teils guten, teils halt weniger guten Wesens erreicht.

Während der Schwangerschaft wird in der Regel von der werdenden Mutter die Beziehung zur eigenen Mutter wieder aktiviert. So kann es zu einer Verlagerung der ungebundenen destruktiven Wut kommen, die sich aus dem eigenen und dem übertragenen Hass der Mutter auf das Kind als Ersatzopfer zusammensetzt. Im schlimmsten Fall endet eine solche Verlagerung mit der Tötung des Kindes. Die Täterin handelt als verlängerter Arm der eigenen verinnerlichten Mutter, die Tötungsimpulse hatte, diese jedoch noch kontrollieren konnte. Der Tochter misslingt als Täterin jedoch dieser Steuerungsversuch, und es kommt zu destruktiven Impulsdurchbrüchen.

So lässt sich Proxys Verhalten psychodynamisch als eine ungefilterte Weitergabe des Hasses ihrer eigenen Mutter an ihre Kinder interpretieren. Die Mutter erzählt ihr – vermutlich mit sadistischer Haltung in entsprechendem Tonfall –: »Dich hätte ich besser abgetrieben«. Die Mutter weiß vom Missbrauch der Tochter durch ihren zweiten Mann, sie billigt ihn, schützt nicht, ist insofern als Mittäterin bei der jahrelangen Qual Proxys zu sehen. Das Abwehrmuster Identifikation mit den Aggressoren – Mutter und Stiefvater –, das durch eine Täter-Introjektion entsteht, findet sich bei Proxy schon in Teenagerjahren, als sie sich selbst mit Stricknadeln verletzt und versucht, sich selbst durch vermeintlich giftige Bohnen zu töten. Ihre Selbst-Mord-Versuche sind psychodynamisch verstanden Mordversuche der verinnerlichten Aggressoren Mutter und Stiefvater am Selbst.

Die Tötung des Kindes als Versöhnungsversuch gegenüber der Mutter

Durch die eigene Mutterschaft wird der Wunsch der Tochter nach Trennung, Selbstständigkeit und Erwachsenwerden offenbar. Sie ist auch biologisch jetzt nicht mehr nur Tochter, sondern selbst auch Mutter. Neben den Autonomiebestrebungen wird auch die Rivalität zwischen Mutter und Tochter als junger Mutter deutlich: Wer wird die bessere Mutter sein? Durch die Kindstötung kann die Tochter die neidische Mutter beschwichtigen. Sie opfert ihr Kind einer archaischen Gottheit, wie es mit Erstgeborenen noch in geschichtlicher Zeit in einigen Mittelmeer-Kulturen üblich war und im Alten Testament berichtet wird, und nimmt quasi die Trennungsbestrebungen zurück.

In ihrer Schwangerschaft mit 18 Jahren erlebte Frau Proxy zum ersten Mal so etwas wie Individuation: Sie hatte etwas Eigenes und konnte sich von der Mutter, die diese Schwangerschaft beendet sehen wollte, abgrenzen. Wie viel Ambivalenz in diesem Separationswunsch liegt, wie wenig Ich-Stärke sie bei diesem Entwicklungsschritt zur Verfügung hatte, zeigt die Lesart der Münchhausen-by-proxy-Symptomatik als partielle Kindstötung.

> Frau Proxy trennt sich von der Mutter und nimmt diese Trennung durch massive Gefährdung ihrer Kinder in jeder Attacke auf das leibliche Wohl der Kinder wieder zurück. Dieses Oszillieren zwischen Autonomie und Abhängigkeit durch das Agieren Frau Proxys ist zweifellos eines ihrer auto- und fremdaggressiven Lebensmuster.

Die Tötung des Kindes als Selbsttötung

Das Kind wird von der Mutter als erweitertes Selbst erlebt. Tötet sie das Kind, so vernichtet sie auch sich selbst. Die Kindstötung kann sowohl als Abwehr eigener Suizidalität gesehen werden als auch als Lösung eines Triebkonfliktes. Sie tötet das innere Objekt Mutter.

Die denkende Leserin wird an dieser Stelle hoffentlich aufstöhnen: »Was denn nun? Wen tötet Frau Proxy? Das Selbst, das Kind oder ihre Mutter? Das ist mal wieder typisch Psychoanalyse: unscharf und konfus, alles geht wild durcheinander, alles ist immer auch alles andere.« Antwort: Stimmt, Problem erkannt; aber nicht das Problem der Psychoanalyse, sondern das von Frau Proxy.

Die innere Trennung zwischen Frau Proxy und ihrer Mutter sowie zwischen Frau Proxy und ihren Kindern ist nicht stabil. Die Kinder werden als verlängertes Selbst erlebt, und sie quält sich, wenn sie die Kinder quält.

Der heftige Kinderwunsch, den Proxy in einem Alter von 15 Jahren verspürt, kann als eine Erlösungsfantasie gelesen werden. Mit einem oder gar zwei Kindern wird der Container größer, der die destruktiven Impulse halten soll. Die Schädigungen finden draußen statt, am Kindskörper, und damit ist der eigene Leib vorübergehend gerettet.

Die Tötung des Kindes als Beziehungsstörung

Wiese (1993) wählt hier eine interpersonelle Erklärungsebene. Das Kind als Opfer muss auf das gespaltene Beziehungsangebot der Mutter eingehen, um psychisch zu überleben. Dabei erlebt es sich selbst, gespiegelt in den Augen der Mutter, als total gut oder total böse.

> »Wenn die Beziehung zum Kind der Mutter das Aufrechterhalten der Spaltung nicht mehr ermöglicht, kann u. U. nur noch eine Beseitigung der Beziehung durch Töten des Beziehungspartners das Überwältigtwerden durch innerpsychische Angst und damit den völligen Zusammenbruch der Mutter verhindern.« (ebd., S. 94)

Proxy macht sich das erste Mal »schuldig«, als die Tochter noch nicht ganz zwei Jahre alt ist. Sie macht ihr Kind und damit auch sich selbst zum Notfall, ein Notfall, der gerettet werden muss. Neben dem Appellcharakter der Tat (»Bitte helft uns = mir!«) entsteht ein Kreislauf, der über Jahre anhält: Ich tue meinem Kind Schreckliches an, aber ich mache es auch sofort wieder ungeschehen, indem ich medizinische Hilfstruppen aktiviere. Im Außen kann sie das Bild einer überaus fürsorglichen Mutter aufrechterhalten: wie sie sich ins Zeug legt, wie sie ihr Schicksal als Mutter eines behinderten Kindes meistert! Die erfolgreiche Selbstinszenierung gipfelt in der Empfehlung, sich doch als Pflegemutter für schwierige Kinder zur Verfügung zu stellen.

Die Tötung des Kindes als weiblicher Widerstand

Das traditionelle Frauenbild mit der Zuschreibung von Hausfrauendasein und Mutterschaft als Erfüllung erweist sich oft als Utopie.

> »Die Tötung eines Kindes richtet sich gegen das Muttersein und kommt vermehrt bei Frauen vor, die keine Erfüllung aus einer beruflichen Arbeit erhalten. (…) Nicht zuletzt trägt die idealisierte Mutterrolle, die in der Unmöglichkeit der klischeehaften Verwirklichung zu Frustration führt, zur Gewalt an Kindern bei. Eigentlich möchte die Frau, die ihr Kind tötet, (…) sehr oft lieber eine gute Mutter sein; erst die Unmöglichkeit, diesen Wunsch zu erfüllen, lässt sie letztlich ihr Kind töten.« (Wiese 1993, S. 109 f.)

Vom natürlichen zum gesellschaftlich bedingten Triebschicksal der Aggression der Frau

Manche Leserin wird einwenden: »Was soll denn nun schon wieder das Klagen über die Benachteiligung von uns armen Frauen? Da sind wir heute drüber weg. In einem Staat, in dem die Bundeskanzlerin und die Verteidigungsministerin Frauen sind, die Familienministerin sowieso, in einem solchen Staat braucht niemand über die Aggressionsproblematik und -entwicklung von Frauen nachzudenken. Das ist doch alles Geschichte!« – Dem muss geantwortet werden: Leider nicht. Zum einen ist das Unbewusste sehr, sehr traditionell und konservativ; was wir in unserem Verstand, unserem Denken längst bewältigt haben, kann aus dem Unbewussten heraus noch für Generationen seine Wirkung entfalten. Das muss ich immer wieder bei der Supervision und beim Coaching höchst moderner, reflektierter, erfolgreicher Frauen konstatieren (Möller 2012, 2014). Und zum anderen ist auch die Gesellschaft weitaus träger als jeder Tanker beim Manövrieren. Mann-Frau-Stereotypen sind weiterhin stark ausgeprägt bei sehr vielen Jugendlichen zu finden, die sich durchweg alle als »voll modern« charakterisieren würden. Machen wir also einen kurzen Ausflug durch die Geschichte der Frauenbewegung in den letzten Jahrzehnten.

Die Frauenbewegung hat sich in den 1970er-Jahren intensiv mit weiblicher Unterdrückung und männlicher Herrschaft beschäftigt.[4] Es gelang den Forscherinnen, zahlreiche Unterdrückungsmechanismen gegen Frauen differenziert herauszuarbeiten, jedoch erkannten sie damit paradoxerweise indirekt den Dualismus von männlichem, schuldigem Täter versus weiblichem, unschuldigem Opfer an. Schilderungen der Frau als passiv, friedfertig und ausgeliefert lassen sich selbst als repressiv ansehen, da sie mit der Leugnung der Möglichkeiten weiblicher Einflussnahme einhergehen und Frauen erneut als Mängelwesen darstellen. Frauen sind häufig Opfer, sie sind es aber nicht nur.

Seit dem Ende der 1980er-Jahre machen sich feministische Ansätze auf den steinigen Weg, weder weibliche Unterdrückung zu bagatellisieren noch in eine kollektive Abwehrbewegung zu geraten und Frauen als die besseren Menschen zu feiern. Die Anerkennung weiblicher Macht bedeutet auch, sich mörderischen und verfolgenden Impulsen von Frauen zuzuwenden und sich mit ihrem Hass, Neid und Sadismus auseinanderzusetzen. Frauen handeln nicht nur reaktiv-aggressiv. Aber Frauen erleben ihr aggressives Potenzial häufig als ihnen äußerlich, fremd und böse. Sie entwickeln ihren aggressiven Regungen gegenüber weitaus mehr Schuldgefühle, als Männer dies tun. Versuchen sie, ihre aggressiven Impulse zu verleugnen, kostet es sie oft den Preis der Vitalität, Kreativität und letztlich auch der Lie-

4 Teile der folgenden Darstellung sind dem Text »Stolpersteine weiblicher Karrieren« (Möller 2005) entnommen.

besfähigkeit. Aggression ist ein unabdingbarer Faktor, das Leben bedürfnisgerecht zu gestalten. Ein Verharren in der Opferperspektive weiblichen Verhaltens und Erlebens verkürzt die Wirklichkeit. Zudem bedeutet die Opferrolle immer Handlungsunfähigkeit, während die Täterinnenschaft Handlungsoptionen bereithält, wozu u. U. auch der Verzicht auf Destruktivität gehören kann. Emanzipation bedeutet, den männlich gestalteten öffentlichen Raum zu verändern und zu erobern. Die »Hälfte des Himmels« für sich zu beanspruchen kann nicht friedlich vonstatten gehen. Das »Edelmuts-Paradigma« hat den Verlust der Lebendigkeit und gesellschaftlichen Wirksamkeit von Frauen zur Folge. »La Traviata« ist von einem Mann komponiert worden. Mit der Idee vom friedlichen weiblichen Opfer wird weibliche Kraft tabuisiert und das Bild eines schwachen Wesens und der selbstlosen Helferin perpetuiert.

Männliche Vorstellungen von Aggression machen es Frauen oft schwer, ihr weiblich aggressives Potenzial als ihnen zugehörig zu erachten. Folgen wir Dorsch (1994, S. 9) in seinen Definitionen, so lässt sich eine Gleichsetzung von Aggression mit Destruktivität, Gewalt und Übergriff feststellen:

> »Als Aggression bezeichnet man einen körperlichen oder symbolischen Angriff mit dem Ziel, Schaden zuzufügen.«

Und:

> »Jedes Angriffsverhalten, das die Steigerung der Macht des Angreifers und die Minderung des Angegriffenen zum Ziele hat.«

Der ursprünglichen Wortbedeutung von *»aggredi«* (lat.) nach heißt Aggression aber zunächst einmal »herangehen, etwas unternehmen, beginnen, auf jemanden zugehen«. Ein Aggressionsbegriff, der den Drang nach Erkenntnis beinhaltet, aggressiv sein als neugierig sein, beharrlich sein, begehrlich und widerspenstig sein fasst, macht es Frauen sicher leichter, sich ihrer Aggressivität bewusst zu werden und diese konstruktiv zu nutzen. Eine solche Vorstellung von Aggressivität beinhaltet auch den Wunsch, sich zu unterscheiden, etwas in Angriff zu nehmen.

Beide Verstehensweisen von Aggressivität schließen sich nahezu aus: Geht es in der ersten Definition um die Ausschaltung des anderen, geht es im ursprünglichen Wortsinn von Aggressivität um das Lebenlassen des anderen.

Seit den 1980er-Jahren rückte zunehmend die Frage der weiblichen Mittäterschaft an der Etablierung des Geschlechterverhältnisses in den Vordergrund. Weiblichkeit und Aggressivität sollten keine Antagonismen bleiben. Eine kleine Seitenbemerkung: Ein autoplastischer Modus der Aggressionswendung bei Frauen ist auch heute noch immer vorherrschend: Sucht, psychosomatische Erkrankung und Depression gelten als die typisch weiblichen inadäquaten Coping-Strategien. Den alloplastischen Verarbeitungsmodus weiblicher Aggression gilt es noch zu entwickeln, indem wir Einfluss nehmen, unsere Karriere gestalten, unsere Möglichkeiten ausloten. Zunehmend machen sich Politikerinnen auf diesen Weg, durchaus mit Erfolg.

Im autoplastischen Modus der Selbstabwertung wird deutlich, wie Frauen sich selbst schinden und schädigen. Beide Verarbeitungsstrategien zeigen exemplarisch auf, welche Bedeutung der Aggressionsentwicklung bei der Frage der Gesundheit oder Pathologie von Frauen, aber auch bei der Etablierung und Aufrechterhaltung der Geschlechterrollenstereotypen zukommt.

Empirische Untersuchungen von Björquist et al. (1992) zeigen differenziert die Aggressionsentwicklung von Mädchen und Jungen auf. Während Jungen den Mädchen in der physischen Aggression überlegen sind, sind es die Mädchen ab dem Alter von elf Jahren im Bereich der verbalen Aggression und indirekten Aggressionsäußerung (gemessen am Klatsch). Die Zurückhaltung der Frauen bei direkten Auseinandersetzungen wird einerseits der antizipierten Schwäche und Unterlegenheit zugeschrieben, andererseits ist sie weniger sozial akzeptiert, sodass Frauen das sicherheitsstiftende Areal der indirekten Aggression aufsuchen. Diese gilt als weniger berechenbar, als »unverhofft«, weshalb »weibliche Aggression oft als hinterhältig erlebt wird« (Rohde-Dachser u. Menge-Herrmann 1995, S. 77). Längsschnittuntersuchungen über zehn Jahre zeigen gesellschaftlich jedoch eine Zunahme aggressiven Ausdrucks bei adoleszenten Mädchen (Viemerö 1992) in der Selbst- und Fremdwahrnehmung, die als erste Befreiungsschritte aus dem fortbestehenden weiblichen Geschlechtsrollenstereotyp gewertet werden können. Auch im gesellschaftlichen Medium des Films nimmt die Zahl der physisch aggressiven, ja gewalttätigen Frauen deutlich zu.

Frauen berichten aber immer noch mit weniger Stolz und mehr Angst- und Schuldgefühlen von ihrem Bedürfnis nach Selbstbehauptung. Noch immer sind ihre Fantasien und Überzeugungen zur Fremd- und Selbstgefährdung bei aggressivem Verhalten überwertig. Das Selbstbehauptungsstreben von jungen Mädchen und Frauen wird weniger ermutigt und schlägt nach wie vor rasch in Schuld- und Insuffizienzgefühle um.

Die Bindung an die Mutter

Warum nun sind Frauen so viel bindungsorientierter? Der Unterschied zwischen Mädchen und Jungen ist banal, aber wichtig: Wir Frauen kommen als gleiche Geschlechtsgenossinnen wie die Mutter auf die Welt, und damit stellt sich eine andere Ablöseaufgabe, mit ihr einhergehend zwei vorherrschende Affekte: *Scham*, sich zu weit zu entfernen, *Schuld*, sich zu trennen. Sehr viele von uns haben noch Mütter, die zugunsten der Familie auf eine eigene Karriere verzichtet haben. Was bedeutet es nun, sich den Anspruch auf Erfolg und Glück im Beruf herauszunehmen?

Es macht den »Muttermord« erforderlich, sagt die Psychoanalyse dazu. Wir müssen innerlich bereit sein zum symbolischen »Muttermord«, d.h., wir müssen die inneren Bilder der traditionellen Frau-Mutter in uns töten und damit bereit werden, Glück und Erfolg zu beanspruchen, auch wenn wir wissen, dass wir damit unseren Müttern ihren Lebensentwurf »um die Ohren hauen«. Viele Frauen lösen das Dilemma, indem sie sich auf eine Seite stellen: Entweder ich bin erfolgreich, dann muss ich dafür den Preis privaten Unglücks zahlen – oder ich bin persönlich glücklich mit Familie, Mann und Kindern, dann darf ich dieses Glück nicht gefährden, ich verzichte und bleibe daheim. Es stellt einen ersten wichtigen Schritt zur Veränderung dar, beides für sich beanspruchen zu dürfen. Dieses Dilemma kennen Männer nicht, sie sehen eher ein Recht auf Zufriedenheit in beiden Bereichen.

Ödipus-Komplex

Wichtiger Ausgangspunkt Freuds zur Frage der Identitätsentwicklung ist der Wechsel vom Mutter- zum Vater-Objekt in der ödipalen Phase. Der Weg zum weiblichen Erfolg lässt sich auch damit erklären, dass viele Frauen in der ursprünglichen Mutterbindung steckenbleiben und keine richtige Wendung zum Mann gelingt, der immer noch – wenn auch eher symbolisch – als Repräsentant der Außenwelt, also auch des Berufs, zu sehen ist. Aufgrund der Angst, das mütterliche Objekt zu verlieren, unterbleibt die notwendige Wendung zum Vater (nach außen), und diese Verlustangst erhält sich oft lebenslang. Die Folge davon ist eine größere Mühsal bei dem Erreichen von Individuation und Autonomie. Im Vergleich dazu gewinnen die Jungen nur dazu, wenn sie sich neben Mutter auch noch dem Vater zuwenden. Die Psychoanalyse erklärt damit die Spannung zwischen aktiver männlicher Libido und passiver Feminität.

Heute hat selbst die orthodoxe Psychoanalyse begriffen, dass feminine Passivität nicht mehr als genuin weiblich anzusehen ist, sondern die beschriebene Passivität als Folge unglücklicher Trieb- und Beziehungsschicksale zu fassen ist.

Weibliches Sich-Behaupten wird im psychotherapeutischen Diskurs jedoch noch immer schnell als »phallisch« apostrophiert und pathologisiert, im Dienste des alten Triebschicksals gesehen, nur den anderen gefallen zu wollen.

Es ist ein ebenfalls aus der Wurzel der Gleichgeschlechtlichkeit zwischen Mutter und Tochter stammendes Phänomen: Frauen nehmen Wünsche, Absichten, Willen und Sichtweisen anderer eher wahr als ihre eigenen. In der Berufswelt führt dies dazu, dass weibliche Aktivität in Unternehmen schnell in den Dienst männlicher Ziele gestellt wird, freiwillig und unfreiwillig.

Die Rolle des Vaters

Für die Auflösung der ödipalen Dynamik ist eine vollständige reife Triade notwendig: Vater, Mutter und Kind, als ganze und voneinander getrennte Objekte, die innerhalb des sozialen Dreiecks variable Beziehungen untereinander gestalten und affektiv überwiegend positiv besetzt sind. Gelingt dies gut, so hat die Lösung dieser Entwicklungsaufgabe unmittelbare Auswirkungen auf das Denken. Es kann als Hauptverdienst Bions (1961) angesehen werde, dass er neben der Fundierung erster gruppenanalytischer Ansätze wichtige Beiträge zur Struktur und Entwicklung des Denkens entwickelt hat. Die ödipale Phase ist für ihn nicht nur von großer Bedeutung für die Entwicklung der Geschlechtsidentität der Kinder, sondern zugleich für die adäquate Verarbeitung der »ödipalen Niederlage«. Diese Akzeptanz des Ausgeschlossenseins aus der Intimität des elterlichen

Paares ermöglicht den Kindern das triadische Denken. Neben der Entwicklungsaufgabe, sich aus der dyadischen Beziehung zur Mutter zu lösen, was den Verzicht auf Allmachtsfantasien und weitgreifende Ansprüche zur Folge hat und zunächst Neid und Schmerz auslöst, ermöglicht die Akzeptanz der Entität des elterlichen Paares auch die Rotation der Triade (Buchholz 1990).

Die wechselnde Identifikation mit Vater und Mutter, das Erlebnis, dann wieder außerhalb zu stehen, macht den Weg frei, verschiedene Perspektiven einzunehmen und die unterschiedlichen Paarkonstellationen und variierenden Bezüge wahrzunehmen. Über die äußerlich bleibende Welt der Eltern denkt das Kind nach, es kann die »dritte Position« einnehmen, es kann beobachten und beginnt zu symbolisieren. Es kann Zusammenhänge herstellen, Verbindungen aktiv suchen, Neugierverhalten entwickeln, kurz: nach Wissen suchen.

> »Die Anerkennung der elterlichen Basis ist einerseits schmerzlich, andererseits stellt sie aber die Basis für Reflexion und Beobachtung dar.« (Diem-Wille 1996, S. 91)

Als Voraussetzung einer gelungenen Ödipalität kann die sichere Gebundenheit des Kindes gelten. Mädchen brauchen zum ödipalen Objektwechsel eine repräsentierte Vater-Beziehung, die auch in der Mutter vorhanden sein kann. Es geht nicht nur um Präsenz, Bezogenheit, Aufmerksamkeit und Einfühlung des realen Vaters. Die Säuglingsforschung Dornes' zeigt, dass schon ab der dritten Lebenswoche die Aufmerksamkeit des Babys auf mehr als die Mutter gerichtet ist. Geschwister, Übergangsobjekte, Vater etc. gewinnen an Bedeutung. Wenn Beziehungen triadisch angelegt sind, entsteht hier ein wesentliches Entwicklungsmovens: eine Dyade mit Öffnung, denn es gibt nur pathologisch geschlossene Systeme.

Die neue Entwicklungspsychologie zeigt uns: Babys profitieren von mehreren Beziehungen gleichzeitig (vgl. Honneth 2000 zur Entstehung postmoderner Identität). Not entsteht, wenn die

Leerstelle Vater durch das Eingesponnen-Sein mit der Mutter gefüllt werden muss. Handelnde und reagierende Väter sind nötig, um zur »Strahlkraft« einer Objektrepräsentanz zu gelangen. Sonst stellt sich für das Mädchen die Frage: »Warum sollte ein nicht sinnliches Objekt überhaupt locken, ein anderes, vielleicht sinnliches wie die Mutter aufzugeben?« Die eigene positive affektive Bindung der Mutter an den Vater fördert die Ausprägung einer Vater-Repräsentanz. Ein Vater, der allein nach außen stark ist, führt trotzdem zu schwacher Interaktionserfahrung. Dann wird das innere Dreieck mutterlastig. Die Mutter selbst muss etwas wollen und den Vater und hoffentlich noch anderes begehren und finden. Es braucht eine wollende Mutter, um wollende Kinder zu erziehen. Nur dann können Wünsche an die eigene Entwicklung lebendig und differenziert erlebt werden. Wenig präsente Väter lassen die Mutter nur auf das Baby bezogen erscheinen.

Aktiv wünschende Mütter sind eine große Hilfe bei der Ablösung der Mädchen in der Adoleszenz. Nicht der Vater oder der spätere Partner müssen dann Retter aus der ambivalenten und verstrickten Tochter-Mutter-Dyade sein. Mütter müssen ihre eigene Welt haben. Sonst findet eine ungute Identifikation mit der Mutter statt, die oft eine masochistische Färbung annimmt. Da der Status der Frauen immer noch als ein machtloser, entwerteter gelten kann, bedeutet die Identifikation mit der entmachteten Mutter, sich nie als vollwertig oder gleichwertig zu empfinden. An dieser Stelle schlägt sich die objektive Unterdrückung der Frau als subjektives Gefühl der eigenen Minderwertigkeit nieder (vgl. Hagemann-White 1978).

Margarete Mitscherlich fragt, wie es Müttern aufgrund eigener entwertender Einstellung dem Frausein gegenüber eigentlich gelingen soll, die Idealisierungsbedürfnisse des kleinen Mädchens zu befriedigen. Mädchen werden aufgrund der Gleichgeschlechtlichkeit von Mutter und Tochter nicht in der Weise narzisstisch bestätigt wie Jungen und werden aufgrund der oft negativen mütterlichen Einstellung zur eigenen Weiblichkeit besonders ambivalent geliebt. Das infantile Omnipotenzgefühl wird beim Jungen weitaus mehr gefördert und stößt im Laufe der Entwicklung weniger auf Widerstände. Deshalb finden sich bei Frauen zahllose Versuche, durch Überanpassung, Leistung und Attraktivität die subjektiv empfundene Schwäche zu kompensieren. Das empathische Mitfühlen bis zur Übernahme fremder Gefühle, die Wahl eines Partners als idealisiertes Ersatzselbst, die passive Form der Aggressivität in Form der Verweigerung, des Trotzes und der inneren Abwertung sind die Folge. Wenn der Versuch, sich selbst narzisstisch zu bestätigen, scheitert, bleibt die Abhängigkeit von der Anerkennung von außen (z. B. durch den Mann) erhalten. Dadurch bleiben Frauen deutlich kränkbarer und sind schneller enttäuscht, wenn diese Zuwendung ausbleibt.

Abschließende Betrachtung

Weibliche Tötungskriminalität spielt sich im Wesentlichen im sozialen Nahraum ab. Tötungen und Tötungsversuche sind die extremste Reaktionsform auf eine oft über längere Zeit erfahrene und unbefriedigende Lebenssituation. Als besondere Risikofaktoren gelten

- Beziehungen, bei denen eine Schwangerschaft nach kurzer Zeit der Bekanntschaft auf sozialen Druck hin zur Eheschließung führt,
- zu hohe Erwartungen an die Ehe,
- Frustrationserlebnisse und Desillusionierung, die auf eine gescheiterte Ehe folgen,
- Alkoholabusus des Ehemanns,
- außereheliche Beziehungen des Partners,
- häufige Schwangerschaften.

Tötungshandlungen von Frauen sind eher geplant, da dem Delikt langfristig erfahrene Konflikte vorausgehen, die eine Beschäftigung mit der »Problemlösestrategie« der Tötung näherlegen. Die Tat erfolgt weniger impulsiv, und die Tötungen sind eher Ausdruck einer langen Leidensgeschichte, die subjektiv keinen anderen Ausweg wies.

Ähnliche Faktoren treffen auch auf die Kinder zu, die Objekte, also Opfer weiblicher Tötungskriminalität werden, wobei die Tötung des eigenen Kindes die extremste Form der Reaktion auf psychische, soziale und materielle Konflikte ist.

Trotz der Vielzahl verwirrender Einzelfakten unterschiedlicher Untersuchungen scheint die Spezifität weiblichen Tötens nachgewiesen. Es müssen andere Bewertungen und Perspektivwechsel vorgenommen werden, wenn Frauen töten, wenngleich das Wie noch nicht klar genug umrissen ist. Die Art und Weise, wie sich dem Thema weiblicher Kriminalität insgesamt angenähert wird, ist eine Suchbewegung, die noch lange nicht abgeschlossen ist.

Die Vielzahl der Suizidversuche von Frauen, die töten – sei es im Vorfeld der Tat, sei es im Anschluss daran – lassen die alte Homizitäts-/Suizidalitätsdebatte neu entfachen. Weibliches Opfersein springt gleichsam ins Auge, wenn man sich mit Frauen, die töten, beschäftigt. Weitaus mehr als bei Männern nimmt das tiefe Leid in den Biografien der Frauen gefangen. Das gilt auch und gerade für eine »Monster-Mutter« wie Frau Proxy.

Frau Proxy hatte keinerlei Unterstützung bei der Entwicklung ihrer Identität. Es konnte ihr aufgrund der zahllosen Traumatisierungen nicht gelingen, eine lustvoll besetzte Rolle als Frau zu entwickeln. Ein negatives Selbstbild, Angst und Misstrauen gegen jedermann machten es ihr unmöglich, sich in ihrer schwierigsten inneren und äußeren Lebenssituation Hilfe zu holen und um Unterstützung zu bitten. Die grenzenlose Einsamkeit Proxys, die kein tragfähiges Bindungsmuster hatte entwickeln können, verstellte ihr den Weg zu den Menschen. Es gab da jahrelang niemanden, der ihr hätte helfen können, ihr aggressives Potenzial, das ganz natürliche und das reaktive, als Antwort auf ihre seelischen Schmerzen, gut zu integrieren. Wie gut, dass sie schließlich Hilfe bekam!

Literatur

Bion WR (1961). Erfahrungen in Gruppen und andere Schriften. Stuttgart: Fischer.

Björquist K, Österman K, Kaukiainen A (1992). The development of direct and indirect aggressive strategies in males and females. In: Björkqvist K, Niemela P (eds). Of Mice and Woman. San Diego: Academic Press; pp 51–64.

Buchholz MB (1990). Die Rotation der Triade. Forum der Psychoanalyse; 6: 116–134.

Diem-Wille G (1996). Karrierefrauen und Karrieremänner. Opladen: Westdeutscher Verlag.

Dorsch F (1994). Psychologisches Wörterbuch. Bern, Stuttgart, Wien: Hans Huber.

Hagemann-White C (1978). Die Kontroverse um die Psychoanalyse in der Frauenbewegung. Psyche; 32: 732–763.

Honneth A (2000). Objektbeziehungstheorie und postmoderne Identität. Über das vermeintliche Veralten der Psychoanalyse. Psyche; 54: 1087–1109.

Mitscherlich M (1985). Die friedfertige Frau. Frankfurt/M.: Fischer.

Möller H (1996). Menschen, die getötet haben. Opladen: Westdeutscher Verlag.

Möller H (2005). Stolpersteine weiblicher Karrieren. Organisationsberatung, Supervision, Coaching; 3: 333–343.

Möller H (2012). Sie kamen sahen und siegten – der lange Marsch der Frauen in Organisationen. In: Giernalczyk T, Lohmer M (Hrsg). Das Unbewusste im Unternehmen. Stuttgart: Schäeffer-Poeschel; 91–110.

Möller H, Müller-Kalkstein R (Hrsg) (im Druck). Gender und Beratung. Göttingen: Vandenhoeck & Ruprecht.

Rohde-Dachser C, Menge-Herrmann K (1995). Weibliche Aggression aus psychoanalytischer Sicht. In: Hamburger Arbeitskreis für Psy-

choanalyse und Feminismus (Hrsg). Evas Biss: weibliche Aggressivität und ihre Wirklichkeiten. Freiburg i. Br.: Kore; 73–96.
Viemerö V (1992). Changes in pattern of aggressiveness among finish girls over a decade. In: Björkqvist K, Niemela P (eds). Of Mice and Woman. San Diego: Academic Press; 99–106.
Wiese A (1993). Mütter, die töten. München: Wilhelm Fink Verlag.

4 Wenn Justitia auf Proxy trifft

Kirsten Stang

Als ich das erste Mal die Geschichte von Proxy gelesen habe, kamen bei mir sehr gespaltene Gefühle auf. Da war zum einen ein Mitfühlen für das Bedürfnis, anerkannt zu werden und für diese Anerkennung auch einen Preis zu zahlen. Dieses Gefühl kennt fast jedes Mädchen meiner Generation, denn auch im Westen traute man in den 60er-Jahren Mädchen weniger zu als Jungen. Und Eltern waren bei beiden Geschlechtern mit Lob und Anerkennung geizig – aus der Vorstellung, nur Kritik würde einen Ansporn bilden und Lob verweichlichen. Nun geht es hier aber nicht einfach um eine Selbstwert-Störung. So kamen auch sofort Wut und Abscheu darüber auf, dass eine Mutter ihren Kindern so etwas antut, deren Leben gefährdet – aus rein egoistischen Motiven.

Von diesen Gefühlen musste ich mich lösen, sie nicht ausblenden, nicht negieren, aber mich ohne solche Gefühle an dieses Kapitel des Buchs setzen. Und damit haben wir den ersten wesentlichen Aspekt der Arbeit der Staatsanwaltschaft. Wir müssen uns von Gefühlen lösen, die ein Fall mit sich bringt und natürlich auch in jedem Mitarbeiter einer Staatsanwaltschaft auslöst. Die Staatsanwaltschaft ist ein objektives Organ der Rechtspflege, und als solches muss sie alle Fakten sammeln, die für die juristische Bewertung des Falls notwendig sind. Sie muss dabei sogar sowohl für als auch gegen den Beschuldigten ermitteln, anders übrigens als im Rechtssystem einiger anderer Staaten. Gerade dieser Aspekt der Objektivität ist aber mit starken Emotionen kaum vereinbar. Insofern bestehen Ähnlichkeiten zwischen der Arbeit des Ethikers (▸ Kap. 2) und der des Staatsanwalts.[5]

Dieses Kapitel wird sich mit den juristischen Aspekten der Geschichte von Proxy befassen, insbesondere den strafrechtlichen Gesichtspunkten. Dabei werden wir uns auf jene Fakten beschränken, die Frau Proxy uns mitteilt. Eine Ausnahme gibt es allerdings: Für das schwierige Kapitel der Verjährung muss ich Frau Proxy und ihren Töchtern Geburtsdaten geben, die einigermaßen mit dem Text vereinbar sind.

Das war auch eine meiner ersten Handlungen nach der Lektüre von »Proxy«: Ich habe genau anhand der mitgeteilten Fakten überprüft, wie alt Frau Proxy wohl sein mag, wann die Straftaten passiert und ihre Kinder geboren worden sind. Denn es gibt den Amtsermittlungsgrundsatz. Dieser besagt, dass ich als Staatsanwältin ermitteln muss, wenn ich Kenntnis von schweren Straftaten erlange. Solche Straftaten werden als Offizialdelikte bezeichnet. Das bedeutet, dass der Staat von sich aus ermittelt, wenn solche Taten bekannt werden. Es bedarf keiner privaten Anzeige. Wenn ein Fan des BVB einen Fan von Schalke 04 beleidigt, ist das auch eine Straftat, eben eine Beleidigung, aber der Staat wird nicht von sich aus aktiv. Doch das Verhalten von Frau Proxy erfüllt schon auf den ersten Blick Straftatbestände, die zu den schwersten unseres Strafgesetzbuches gehören. Deshalb war es wichtig, festzustellen, dass nach allen Berechnungsmöglichkeiten die Taten verjährt sind und eine Verfolgung von Amts wegen nicht mehr erfolgen kann. Dies erspart uns dann auch schwierige Fragestellungen zur juristischen

5 Tatsächlich haben sich Richter und Staatsanwälte in Deutschland der Ethik-Problematik ihres Berufes gestellt und befassen sich auch mit der Frage des Umgangs mit eigenen Emotionen und Prädispositionen (s. Ethik-Papier des Deutschen Richterbundes, http://www.drb.de/cms/fileadmin/docs/120121_DRB-Diskussionspapier_Richterethik_in_Deutschland.pdf).

Schweigepflicht von Professor Sachsse, die er als behandelnder Psychiater der Beschuldigten, wie eine Verdächtige im Ermittlungsverfahren bezeichnet werden würde, aber unzweifelhaft hat (§ 53 Abs. 1 Nr. 3 StPO) (Näheres zur Schweigepflicht des Therapeuten und deren Aufhebung durch den Patienten: s. Stang u. Sachsse 2014).

Frau Proxy erzählt uns, sie sei etwa 50 Jahre alt. Legen wir ihr Geburtsdatum also fiktiv auf den 30.02.1963, ein Datum, das bekanntlich nicht existiert.

Zunächst soll das Umfeld beleuchtet werden. Die Straftaten haben nicht mit Frau Proxy begonnen. Deren Verhalten ist vielmehr die Folge von Straftaten zu ihrem Nachteil. Sie ist ein Opfer, das später zur Täterin wurde. Schon die Terminologie ist spannend, wenn auch eher im psychologischen Sinne.

Es heißt »das« Opfer: Mit dem Artikel wird eher eine passive Situation beschrieben. Mit der Annahme der Tätereigenschaft wird es »die« Täterin: Frau Proxy hat Herrschaft und Kontrolle übernommen, und das drückt sich auch sprachlich aus. Sie hat damit nicht nur aus juristischer Sicht einen falschen Weg beschritten.

Nach einer Klärung der Frage, wie die Taten von X und Y sowie der Mutter von Frau Proxy strafbar sind, wird sich dieses Kapitel im Kern mit möglichen Konsequenzen dieses falschen Weges für Frau Proxy, den Fragen der Schuld und der Verjährung befassen. Zum Abschluss werden dann noch die Probleme angerissen werden, die Frau Proxys Verhalten auf anderen Rechtsgebieten, z. B. des Familienrechts, aufwirft. Bei allen Ausführungen werde ich keine Rücksicht auf das Recht der DDR und dessen Geltung über den Einigungsvertrag nehmen, das würde zu komplex und zu kompliziert werden. Dieses Kapitel wird so geschrieben, als hätten sich alle Vorfälle in der Bundesrepublik Deutschland ereignet.

Die Strafbarkeit der Männer und der Mutter von Proxy

Als Proxy etwa 10 Jahre alt war, wurden diverse sexuelle Praktiken durch den Stiefvater an ihr verübt. Wenn sie sich seinen Wünschen widersetzte, wurde sie geschlagen. Bis Proxy 14 Jahre alt war, wurde sie damit wiederholt Opfer sexuellen Missbrauchs von Kindern (§ 176 StGB). Es kommt nicht darauf an, ob Proxy, aus der Gewalt lernend, die Situation für sich genutzt hat. Ein Kind ist ein Kind und hat das Recht, bis zu seinem 14. Lebensjahr nicht von Erwachsenen mit sexuellen Handlungen heimgesucht zu werden.

Nach heutigem Recht richtet sich die Strafandrohung für den Stiefvater nach der Intensität der Handlungen. Sie beginnt bei drei Monaten (§ 176 Abs. 2 StGB) für ein »Zeigen« sexueller Handlungen und geht bis zu einer Freiheitsstrafe von 15 Jahren, z. B. bei schwerem sexuellen Missbrauch von Kindern, der etwa vorliegt, wenn der Geschlechtsverkehr vollzogen wurde.

Wenn ein Mensch mit Gewalt zu sexuellen Handlungen gezwungen wird, ist auch der Straftatbestand der sexuellen Nötigung (§ 177 StGB) erfüllt. Wird bei Erwachsenen Geschlechtsverkehr, Analverkehr usw. erzwungen, spricht man von einer Vergewaltigung (§ 177 Abs. 2 StGB). Aber diese Vorschriften schützen auch und erst recht Kinder vor gewaltsamen sexuellen Übergriffen. Das Gesetz sieht einen Unterschied darin,

- ob ein Kind die sexuellen Handlungen »nur« zugelassen hat (das erfüllt den Straftatbestand des sexuellen Missbrauchs) oder

- ob ein Kind durch Gewalt, Drohungen oder auch unter Ausnutzen einer hilflosen Lage zu sexuellen Handlungen gezwungen wurde (s. Stang u. Sachsse 2014).

Die Vergewaltigung wird mit einer Freiheitsstrafe von mindestens 2 Jahren bedroht. Wenn dann aber noch der Freund des Stiefvaters dabei ist, bewegen wir uns heute in einem Strafrahmen von 3–15 Jahren Freiheitsstrafe, unabhängig davon, ob beide Männer Geschlechtsverkehr hatten oder einer sich nur beim Zusehen befriedigt hat oder einfach nur dabei war.

In einem solch gewalttätigen Umfeld ist es übrigens nicht notwendig, dass der Täter jedes Mal sein Opfer mit Schlägen zu sexuellen Handlungen zwingt. Wenn das Kind oder das junge Mädchen weiß, dass es bei Weigerung geschlagen wird und der Täter dies ausnutzt, liegt zumindest eine Drohung mit Gewalt vor, und auch das erfüllt den Straftatbestand des § 177 StGB.

Allerdings wurde das Sexualstrafrecht in den vergangenen Jahren verschärft und überarbeitet. Die Ergebnisse der gesetzgeberischen Bemühungen, sexuelle Gewalt gegen Kinder plakativ zu bekämpfen, haben zu einer unübersichtlichen Gesetzesstruktur geführt. Der sexuelle Missbrauch von Kindern war auch schon in den Vorfassungen des StGBs mit einer Freiheitsstrafe von bis zu 10 Jahren bedroht. Allerdings galt als Vergewaltigung, deren Strafrahmen im Kern mit dem heutigen § 177 Absatz 2 StGB übereinstimmt, nur der erzwungene außereheliche Geschlechtsverkehr zum Nachteil einer Frau. Ohne jetzt in die rechtshistorischen Details zu gehen: Auch in der Zeit, als Proxy wiederholt Opfer der sexuellen Übergriffe ihres Stiefvaters wurde, war der sexuelle Missbrauch von Kindern strafbar, und die Anwendung von Gewalt – mit dem Ziel, die sexuellen Handlungen zu erzwingen – führte zu einer Strafschärfung.

Proxys Mutter war bei den Taten ihres Mannes und dessen Freunden nicht dabei. Sie hat aber Bescheid gewusst und sich selbst so wohl vor sadistischen Übergriffen ihres Mannes geschützt. Damit hat sie sicherlich Wesentliches zur Traumatisierung ihrer Tochter beigetragen. Gleichzeitig war sie damit auch das Vorbild, das den Weg zu den zukünftigen Taten ihrer Tochter vorgezeichnet hat:

> Das eigene Kind wird geopfert, damit die Mutter vermeintlich überleben kann.

Würde man die Kindheit Proxys juristisch aufarbeiten, so würde ein Staatsanwalt heute auch das Verhalten der Mutter strafrechtlich beleuchten und unter Umständen Anklage erheben können. Eltern haben die Pflicht, ihre Kinder vor Schäden zu schützen: die sogenannte Garantenstellung. Auch wenn die Mutter die Taten selbst nicht beherrscht hat und damit keine Mittäterin im strafrechtlichen Sinne war, kann sie zu mindestens wegen Beihilfe durch Unterlassen strafbar sein.[6] Ein Verteidiger würde dann vielleicht einwenden, dass sie die Taten des Stiefvaters gar nicht unterstützt hat, dass dieser sich so oder so an Proxy vergriffen hätte und ihr selbst ein Eingreifen nicht zuzumuten gewesen war, wenn sie nicht selbst Opfer hätte werden wollen. Wenn das Gefühl von Proxy aber stimmte, dass ihre Mutter sie sogar dem Missbraucher zur Verfügung gestellt hat, so läge ein Fördern der Haupttat vor, das die Grenze der Strafbarkeit erreicht hat. Ein Täter muss eine Straftat nicht gezielt wollen. Es reicht, dass er diese in Kauf nimmt, um seine eigenen Ziele zu erreichen. Sie hätte viele zumutbare Möglichkeiten gehabt, ihr Kind zu schützen, sie hätte auch eine Trennung von dem sozialen Rückhalt ihres Mannes in Kauf nehmen müssen.

6 S. beispielsweise für Ehrenmorde LG Detmold, Urteil vom 04. Februar 2013-4 Ks - 31 Js 184/12-56/12, 4 Ks 56/12 -, juris

Hinzu kommt, sowohl für die Mutter als auch für X, die Misshandlung des kleinen Adoptivbruders (§ 225 StGB).

Die Straftaten, die die Mutter von Proxy und ihr Stiefvater begangen haben, sind jedoch verjährt. Damals gab es noch kein Ruhen der Verjährung, bis das Kind 18 Jahre alt ist, sondern die Verjährungszeit begann nach jeder Tat sofort abzulaufen. Nur für Taten, die 1996 noch nicht verjährt waren, greift die neue Gesetzesregelung ein, nach der die Verjährung ruht, bis ein Kind 18 Jahre alt ist.[7] Eine Vergewaltigung verjährt nach 20 Jahren, die letzte Tat ereignete sich, als Proxy 14 Jahre alt war und damit etwa 1977. Daher sind die Taten, die bis Juni 1976 begangen wurden, seit 1996 alle verjährt. Nur die Taten, die nach Juni 1976 begangen wurden, fallen unter die Neuregelung und verjähren damit 20 Jahre nach 1996 – also im Jahr 2016. Wenn Frau Proxy die gewaltsam erzwungenen sexuellen Handlungen noch anzeigen würde, könnte die Verjährungszeit durch eine Vernehmung des Stiefvaters und ihrer Mutter sogar noch einmal verlängert werden. Alle anderen Taten wie die Misshandlungen des kleinen Bruders oder Körperverletzungsdelikte sind sämtlich verjährt.

Wer aufmerksam meine Einleitung gelesen hat, wird sich jetzt fragen: »Also muss sie doch eingreifen, die Staatsanwältin, wenn die Taten noch nicht verjährt sind und sogar teilweise Verbrechen darstellen!« – Das ist im Grundsatz richtig, und es wäre sogar fraglich, ob dann nicht sogar die Krankenakten von Frau Proxy, die bei Professor Sachsse liegen, beschlagnahmt werden können. Weil aber Frau Proxy sowohl ihrer Mutter als auch ihrem Stiefvater gegenüber ein Aussageverweigerungsrecht hat, kann sie nicht zur Anzeige gezwungen werden, und die Angaben in unserem Buch reichen nicht aus, um einen An-

7 Seit 2013 gilt dieses Ruhen der Verjährung sogar bis zum 21. Lebensjahr des Opfers.

fangsverdacht zu begründen, der einen Staatsanwalt zu Ermittlungen berechtigen würde. Frau Proxy und ihr Ghostwriter Professor Sachsse sagen ja selbst, dass ihre Geschichte hier auch aus mehreren anderen, ähnlichen Lebensgeschichten zusammengesetzt sein könnte.

Proxy war 17 Jahre alt, als sie Y kennenlernte, und damit kein Kind im Sinne des Strafrechts mehr. Es ist aber schon sehr fraglich, ob und wie sich Y strafbar gemacht hat. Zwar ist im Jahr 2013 mit dem sogenannten StORMG die Schutzaltersgrenze in vielen Vorschriften auf 18 Jahre hinausgesetzt worden. Dies hat aber keinen Einfluss auf die juristische Definition des Wortes »Kind«: Das ist ein Mensch bis zum Alter von 14 Jahren. Den Straftatbestand der Förderung sexueller Handlungen Minderjähriger (§ 180 StGB) gab es zwar seit Mitte der 70er-Jahre. Er galt damals aber lediglich dann, wenn der Täter sexuellen Handlungen junger Menschen (und das auch nur im Alter bis zu 16 Jahren) mit Dritten Vorschub geleistet hat (als Ersatz für den Kuppeleitatbestand). Die eigenhändige Verführung von Opfern bis zum Alter von 16 Jahren war seinerzeit ein geringfügiges Vergehen (§ 182 StGB), das nur auf Antrag der Erziehungsberechtigten verfolgt wurde. Auch lag keine Förderung der Prostitution vor, denn diese setzte immer voraus, dass vom Täter bezahlter Sex mit Dritten ausgeführt wurde (s. Dreher 1974).

Y kann und konnte deshalb nicht für den bezahlten Sex belangt werden, sondern nur dann, wenn er gezielt Gewalt eingesetzt hatte, um Proxy zu dem zu zwingen, was er von ihr wollte. Das Problem dabei liegt darin, dass sich Proxy auch für sadistischen Sex bezahlen ließ. Dann hat sie strafrechtlich in die Handlungen eingewilligt, die Gewalt war in diesen Fällen kein Mittel, um den Sex zu erzwingen. In diesen Fällen liegt aber auch strafrechtlich keine Vergewaltigung vor.

Moralisch kann man hier sicher zu bedenken geben, dass es verwerflich ist, wenn sich eine 17-Jährige für sadistischen Sex prostituiert. Sie war noch nicht vollständig geschäftsfähig und konnte kein teures Gut, wie z. B. ein Auto, kaufen, aber sie kann ihren Körper verkaufen, und ein Täter, der mit ihr sadistischen Sex praktiziert, soll straflos sein?

Abgesehen davon hat uns Frau Proxy ebenso berichtet, dass Y, wenn er mit Geld nicht weiterkam, auch Schläge eingesetzt hat. Das wäre dann durchaus wieder eine sexuelle Nötigung oder Vergewaltigung. Die Problematik bestünde aber darin, dass das Gericht für jeden einzelnen Fall feststellen müsste,

- ob Frau Proxy genau diesen Sex an diesem Tag wollte oder nicht,
- ob Y aus seiner Sicht die Gewalt im Rahmen der sadomasochistischen Spiele eingesetzt hat und
- ob ihm bewusst war, dass er mit den Schlägen Proxy überhaupt erst zu der entsprechenden Praktik gezwungen hat.

Der Täter wird wegen der Handlungen bestraft, die er konkret getan hat. Dafür muss er auch genau wissen, dass er Unrecht begeht. Sie können sich vorstellen, wie schwierig so eine Gerichtsverhandlung wäre. Bei der Häufigkeit der Kontakte zwischen Y und Frau Proxy und der Dauer der Beziehung dürfte es Täter und Opfer sehr schwerfallen, die einzelnen Vorgänge genau auseinanderzuhalten und gegeneinander abzugrenzen. Und, um es offen zu sagen: Die Glaubwürdigkeit von Frau Proxy würde angesichts dessen, was sie im Laufe dieser Beziehung mit ihren Kindern gemacht hat, und dem Umstand, dass sie sich auch für Sex mit Gewalt bezahlen ließ, von einem Gericht sehr kritisch beurteilt werden. Das heißt nicht, dass sie nicht glaubhaft ist, aber bei ihrem Lebenslauf und der Persönlichkeitsstörung mit langer Therapie müsste ein Gericht im Fall einer Verhandlung schon sehr genau prüfen, inwieweit die Angaben von Frau Proxy glaubwürdig erlebnisbasiert waren. Um es vorwegzunehmen: Wenn die Taten von Y bis zum Schluss der Beziehung gingen, er sie also bis zu ihrem 37. Lebensjahr auch vergewaltigt hat, so sind einige dieser Taten noch lange nicht verjährt. Ob Frau Proxy die aber anzeigen will, müsste sie sehr genau abwägen – am besten mit guter anwaltlicher Beratung.

Straftaten, die Frau Proxy begangen hat

Im Fokus steht aber Frau Proxy selbst. Wie geht das Gesetz mit solchen Täterinnen um? Wer Leib und Leben anderer vorsätzlich schädigt, macht sich strafbar, das weiß jeder. Dennoch gibt es hier viele Aspekte, die den Fall Proxy auch aus der Sicht Justitias interessant machen.

Versuchte Tötung des Stiefvaters

Dem Juristen stellt sich hier die Frage, ob Proxy in dem Moment, als sie auf X eingestochen hat, tatsächlich vorhatte, den Stiefvater zu töten, ober ob sie nur irgendeine Handlung ausüben wollte, die den nächsten sexuellen Übergriff verhindert. Liest man allerdings ihre Angaben, und mehr haben wir ja nicht, muss man annehmen, dass sie seinen Tod zumindest billigend in Kauf genommen hat. Diese etwas komplizierte Formulierung bedeutet, dass der Tod zwar nicht unbedingt das Ziel war, als Proxy zugestochen hat, sie sich aber gedacht hat: »Und wenn der dabei draufgeht, ist es auch gut.« Damit liegt schon ein versuchter Totschlag vor. Mord ist entgegen der landläufigen Meinung kein Totschlag, der mit Absicht begangen wurde, sondern ein Mord setzt sogenannte Mordmerkmale voraus. Proxy hat aber weder heimtückisch noch aus niedrigen Beweggründen gehandelt. Daher liegt, auch wenn Proxy von versuchtem Mord spricht, nur der Tatbestand des versuchten Totschlags vor. Zur Tatzeit war sie 14 Jahre alt, nicht mehr Kind, aber noch Jugendliche und damit zwar strafmündig, jedoch nur nach den Regeln im Anwendungsbereich des Jugendgerichtsgesetzes.

Wenn die Tat vor Gericht verhandelt werden würde, würde sie damals wie heute vor der Jugendkammer erörtert, und die 14-jährige Proxy könnte auch nur nach Jugendstrafrecht mit einem Höchststrafmaß von 10 Jahren Jugendstrafe bestraft werden.

»Aber der hat sie doch ständig missbraucht, sie hat sich doch nur gegen den Seelenmord gewehrt«, wird der Leser einwenden. Solche Aspekte berücksichtigt das Recht im Rahmen von Rechtswidrigkeit und Schuld. Eine Tat, die gerechtfertigt ist, steht im Einklang mit der Rechtsordnung, weil die Tat letztlich ein anderes, evtl. auch höherrangiges Rechtsgut schützt. Das Leben ist allerdings das höchste Rechtsgut, das wir haben, und deshalb ist nur in extremen Ausnahmefällen die Tötung eines Menschen gerechtfertigt. Notwehr liegt nur dann vor, wenn der Angriff gegenwärtig ist – hier stand er aber erst bevor. Der Stiefvater hat nur vage angekündigt, was gleich wieder passieren würde, und Proxy hätte genug Zeit zur Flucht gehabt. BGH-Urteile zum entschuldigenden Notstand[8], der keinen Angriff, sondern nur eine Gefahr voraussetzt – bei sogenannten Familientyrannen –, sind seit der Einrichtung von Frauenhäusern und Kinderschutzeinrichtungen selten geworden. Die letzte BGH-Entscheidung stammt aus dem Jahr 2003.[9] Dort wurde ausdrücklich verlangt, dass der Täter (hier: Proxy) zuerst aktiv versucht, staatliche Hilfe in Anspruch zu nehmen. Allerdings ereignete sich die Tat so um das Jahr 1976 und damit lange vor Kinderschutz- und Frauenhäusern. Es gibt zwar eine Entscheidung aus dem Jahr 1966, in der die Tötung eines »Familienty-

---

8 Ein rechtfertigender Notstand nach § 34 StGB scheitert daran, dass das verteidigte Rechtsgut immer höherrangiger sein muss (vgl. Zieschang in Leipziger Kommentar zum StGB, § 34 Rn. 74a 90).

9 BGHSt 48, 255 f.

rannen« als entschuldigt angesehen wurde.[10] Jedoch ging dieser Tötung zumindest der Versuch voraus, Hilfe durch die Behörden zu erlangen. Erst als diese nicht schnell genug eingriffen, wurde der Tyrann von der Tochter getötet.

Auch in der DDR gab es behördliche Hilfe und Strafverfahren. Proxy hätte also versuchen müssen, die Taten anzuzeigen, anstatt sich ihre Hilflosigkeit von Anfang an zu unterstellen. Ausweglos wurde es in der DDR allerdings, wenn ein Täter politisch gut geschützt war. Ob das in der BRD auch so war, lässt sich nur spekulieren. Heute wäre es erst recht fraglich, ob Proxy angesichts der heilen Familienfassade mit ihren Argumenten zum Grund des Totschlagsversuchs an ihrem Stiefvater überhaupt Gehör finden würde.

Bei der Frage der Verjährung dieser Tat kann man jetzt unmittelbar sehen, welchen Unterscheid die seit 1996 geltenden Vorschriften zur Hemmung der Verjährung machen. Totschlag und damit auch der versuchte Totschlag verjähren nach 20 Jahren. Die Tatzeit hatten wir mit dem 14. Lebensjahr Proxys auf 1976/1977 festgelegt. Damit ist der versuchte Totschlag aber seit dem Jahr 1997 verjährt – anders als die Vergewaltigungen, die im selben Jahr zum Nachteil von Proxy begangen wurden.

Proxys Taten zum Nachteil der Töchter

»Vergiftung« mit Medikamenten

Das, was Proxy ihren Töchtern angetan hat, ist nicht nur menschlich schwer in Worte zu fassen – wir werden auch sehen, dass diese Taten in strafrechtlicher Hinsicht nur schwierig in ihrer ganzen Dimension erfasst werden können.

---

10 BGH NJW 1966, 1823 f.

Doch wie eingangs bereits gesagt: Der Staatsanwalt und dann auch der Richter, der über eine Tat zu entscheiden hat, müssen sich von ihren Emotionen befreien oder zumindest distanzieren, um das Verhalten eines Menschen strafrechtlich fassen zu können. Hilfreich ist dabei die Technik der Subsumtionsarbeit, der wortgetreuen Überprüfung, ob ein Verhalten einen Straftatbestand erfüllt. Es geht eben nicht danach, ob man etwas moralisch begründet oder ganz persönlich-emotional für verwerflich oder schrecklich hält. Strafbar ist nur das, was der Gesetzgeber im Strafgesetzbuch und den Nebengesetzen, etwa im Straßenverkehrsgesetz, erfasst und damit als strafwürdig gekennzeichnet hat. Dabei ist immer das Recht anwendbar, das zum Zeitpunkt der Tat gegolten hat. Das bedeutet, dass wir bei der Frage, ob und nach welchen Vorschriften eine Strafbarkeit vorliegt, nach dem Recht der entsprechenden Zeit suchen müssen. (Wer die Juristen kennt, weiß, dass es so einfach dann doch nicht ist: Es gibt auch Fälle, in denen das neue Recht anzuwenden ist, nämlich dann, wenn es milder ist. Jedoch müssten wir dann für jede Handlung von Proxy einen Vergleich anstellen »altes Recht/neues Recht«, was diesen Artikel überfrachten würde.)

Subsumtion bedeutet dann, dass wir die einzelnen Voraussetzungen des Straftatbestandes mit dem tatsächlichen Geschehen vergleichen und prüfen, ob dieses Geschehen zu dem Tatbestand »passt«. In den folgenden Ausführungen wird dabei unterstellt, dass wir all das, was Proxy in ihrem Artikel zugibt, auch in einem Strafverfahren beweisen können, z. B. durch ein umfassendes Geständnis.[11] Man kann sich natürlich fragen, ob die Strafverfolgungsbehörden nicht auf die Krankenunterlagen

11 Zur Problematik des Nachweises von Einzeltaten bei Täterinnen mit der Münchhausen-by-Proxy-Problematik vgl. z. B. BGH, Urteil vom 23. Juli 2008-2 StR 150/08 -, BGHSt 52, 314–316

der Töchter zurückgreifen können. Da gibt es aber zum einen die Problematik der ärztlichen Schweigepflicht (zum Beschlagnahmeverbot von Patientenakten, wenn der Patient nicht der Beschuldigte ist: s. Stang u. Sachsse 2014). Als ihre Töchter noch nicht erwachsen waren, konnte Frau Proxy als Mutter über eine etwaige Schweigepflichtsentbindung der Töchter entscheiden. Die Staatsanwaltschaft müsste also zunächst einen Ergänzungspfleger beiordnen lassen (§ 1909 BGB), und dieser hätte dann zu entscheiden, ob eine Schweigepflichtsentbindung für die behandelnden Ärzte zu erteilen wäre.

Zum anderen ist es auch außerordentlich fraglich, ob nur mit den Akten der behandelnden Ärzte der Mädchen die Taten überhaupt nachgewiesen werden könnten. Selbst die Ärzte sind nicht misstrauisch geworden und es ist daher davon auszugehen, dass die Akten keinerlei Vermerk enthalten, der bei den Ermittlungen weiterhelfen könnte. Die erste Tochter, die maßgeblich betroffen war, war ohnehin behindert. Wie Frau Proxy es beschrieben hat: Neurologische Ausfälle, Krämpfe und andere Symptome konnten durchaus auf dem Sauerstoffmangel unter der Geburt beruhen. Eine Beweisführung nur aufgrund der Akten und evtl. der Aussagen der Kinder dürfte daher – wie wir bereits sahen – äußerst schwierig sein. Deshalb werden im Folgenden nur die Angaben von Proxy zugrunde gelegt.

Erst einmal müssen wir die Taten wieder zeitlich einordnen. Die erste Tochter wurde geboren, als Frau Proxy 18 oder 19 war, geben wir ihr also das fiktive Geburtsdatum 41.11.1982.

Die erste Medikamentenvergiftung erlitt das Mädchen dann 1984: »Plötzlich war meine Tochter benebelt, ›somnolent‹, hatte Tabletten intus und war ein Notfall.« Frau Proxy hat ihre Tochter also vergiftet, dabei aber nicht geplant, sie zu töten, sie sollte nur krank sein. Ihre Angaben, es sei nicht geplant gewesen, einfach so passiert, spielen für den Tatbestand selbst erst einmal keine Rolle. Sie hat ihrem Kind die Medikamente jedenfalls nicht aus Versehen einverleibt, sondern dabei schon gewusst, dass das Kind diese nimmt und die Tabletten schädlich sein könnten. Wäre ihre Tochter irgendwann an einer Medikamentenvergiftung gestorben, hätte kein Mord vorgelegen, sondern nur eine Körperverletzung mit Todesfolge. Frau Proxy war die Täterin: Nennen wir sie jetzt so, weil Frau Proxy aus der Opferrolle in die Rolle der Täterin geschlüpft war. Ihr kam es gerade darauf an, dass ihre Kinder überlebten. Sie brauchte sie unverzichtbar als Tatmittel: »Denn es war das ›einzige Medikament‹ gegen meine Intrusionen und meine Suizidalität. Dadurch dass ich meine Tochter dosiert und kalkuliert in Lebensgefahr brachte, habe ich mich am Leben erhalten. Diese Handlungen waren reine Suizid-Prophylaxe für mich selbst.« Es wäre daher schwer gewesen, ihr nachzuweisen, dass sie mit der Herbeiführung der Lebensgefahr den Tod der Kinder auch billigend in Kauf genommen hat.[12] Man kann zwar darüber streiten – letztlich dürfte ein Gericht aber nach dem Grundsatz »Im Zweifel für den Angeklagten« einen Tötungsvorsatz nur schwerlich annehmen können.

Aber Frau Proxy hat insbesondere ihre erste Tochter dramatisch und immer wieder schwer geschädigt. Es gibt zwar keine Hinweise auf einen Dauerschaden, aber wenn Frau Proxy erwähnt, dass ihre Tochter ein von Medikamenten vergifteter, »intoxikierter« Notfall war, es immer wieder zu »Anfällen, zu Krämpfen, zu Bewusstseinstrübungen« kam, wird deutlich, wie schwerwiegend die Vergiftungen gewesen sein müssen.

Über die ganze Zeit, in der Frau Proxy vor allem ihre erste Tochter in solche Zustände versetzt hat, gab es den Straftatbe-

---

12 So für einen Münchhausen-by-Proxy-Fall bei einer Überprüfung eines Haftbefehls auch OLG Koblenz, Beschluss vom 21. Januar 2009-1 Ws 9/09-, juris und LG Offenburg, Urteil vom 03. Mai 2005, 1 Ks 2 Js 8716/03 1 AK 24/03-, juris

stand der Misshandlung von Schutzbefohlenen.[13] Eine Misshandlung von Schutzbefohlenen setzte damals wie heute voraus, dass der Täter sein Opfer quält, roh misshandelt oder grob vernachlässigt. Quälen bedeutete die Verursachung länger dauernder Leiden oder sich wiederholender Schmerzen[14]. Umfangreich ist die veröffentliche Rechtsprechung zum Tatbestand Misshandlung von Schutzbefohlenen nicht, was sicher daran liegt, dass die vielen Fälle, die es sicherlich gibt[15], viel zu selten zur Anzeige gelangen. Politik und Kriminologie sprechen von Dunkelziffern. Die Probleme sind in einem fehlenden Datenaustausch zu sehen, der es Misshandlern ermöglicht, von Arzt zu Arzt zu ziehen – immer dann, wenn die vielen »Unfälle« verdächtig werden.[16] Kinderärzte sind noch immer verunsichert, ob sie die Schweigepflicht zum Schutz des Kindes brechen dürften. Dazu gibt es aber mittlerweile eine sehr klare Rechtsprechung[17], wonach Ärzte schon bei einem begründeten Verdacht der Kindesmisshandlung berechtigt sind, die Schweigepflicht zu brechen, und sich damit nicht strafbar machen, wenn sie diesen Verdacht den Jugendämtern oder bei der Staatsanwaltschaft anzeigen. Schwierig zu lösen ist dann auch der Konflikt zwischen

13 § 223b StGB, Freiheitsstrafe 3 Monate bis 5 Jahre, später 6 Monate bis 5 Jahre, in besonders schweren Fällen erst 1 Jahr bis 5 Jahre, dann bis 10 Jahre, ab 1.1.1999 den heutigen Tatbestand des § 225 StGB (6 Monate bis 10 Jahre und in schweren Fällen 1 Jahr bis 15 Jahre)

14 BGH, Beschluss vom 20. März 2012-4 StR 561/11 -, juris

15 Man spricht von ca. 70 Fällen schwerster Misshandlungen in Deutschland – in der Woche!

16 Problem des »Kinderarzt-Hoppings« und der unklaren Rechtslage bzgl. einer Anzeige durch den Kinderarzt. Das Projekt »RISKID« in NRW zeigt hierzu einen guten Lösungsansatz auf und sollte Schule machen. Auf der Website http://www.riskid.de/presse-medien.html werden Problematik und Lösungsansätze gezeigt.

17 KG Berlin, Urteil vom 27. Juni 2013-20 U 19/12 -, juris

dem Sozialgeheimnis und dem Schutz des Kindes für die Jugendämter.[18]

Aber zurück zu Frau Proxy: Es dürfte eindeutig sein, dass das wiederholte Herbeiführen von schweren Krankheiten ein Quälen im Sinne des Tatbestandes der Misshandlung von Schutzbefohlenen ist.[19] Dieses Quälen, das sich aus den zahlreichen Einzeltaten zusammensetzt, stellt eine Art Gesamt-Tat dar: Die vielen einzelnen Handlungen zum Nachteil der ältesten Tochter werden dadurch zu einer einzigen Tat. Hinzu kommt, dass ein besonders schwerer Fall nach § 225 Abs. 2 StGB vorliegt, weil das Kind durch die Tat in Todesgefahr, zumindest aber in die Gefahr einer schweren Gesundheitsbeschädigung gekommen ist. Das müsste im Fall eines Ermittlungsverfahrens zwar ein durch die Staatsanwaltschaft beauftragter Sachverständiger erst genau untersuchen; es liegt aber erst einmal nahe und soll daher für unsere Betrachtung hier zugrunde gelegt werden. Durch dieselbe Handlung hat Proxy auch den bis 1998 geltenden Straftatbestand der Vergiftung (§ 229 StGB[20]) erfüllt, was später bei der Frage der Verjährung von Bedeutung sein wird. Dieser Tatbestand droht ebenfalls eine Freiheitsstrafe von einem Jahr bis zu 10 Jahren an und gilt daher von vornherein als Verbrechen.

Bedenkt man, dass der BGH schon bei drei Fällen des Herbeiführens einer behandlungsbedürftigen Sepsis im Rahmen eines Münchhausen-by-proxy-Syndroms eine Verurteilung zu einer Freiheitsstrafe von vier Jahren und sechs Monaten nicht beanstandet hat[21], kann man davon ausgehen, dass hier für Frau

18 S. z. B. LG Fulda, Beschluss vom 06. Mai 2004-2 Qs 34/04 -, juris; LG Berlin, Beschluss vom 19. Februar 1992-507 Qs 4/92 -, juris

19 So auch für das dreimalige künstliche Herbeiführen eines septischen Schocks durch eine Münchhausen-by-Proxy-Mutter BGH, 5 StR 29/10.

20 Gültig bis 31.3.1998

21 BGH, 5 StR 29/10.

Proxy eine Verurteilung zu einer sehr hohen Freiheitsstrafe im Raum stehen würde.

Ob es heute noch zu einem Gerichtsverfahren kommen könnte, hängt noch von weiteren Faktoren ab, die im Folgenden erörtert werden.

Die Schwangerschaften

Die Frage der Schuld, der Verantwortlichkeit stellt sich für alle Taten zum Nachteil der Kinder, ebenso wie die der Verjährung. Daher soll jetzt erst einmal ein Blick auf die Schwangerschaften geworfen werden.

Die Gedankengänge von Frau Proxy sind schon schwer nachzuvollziehen – eigentlich wünschen frau und man sich ein gesundes Kind, und das durchaus nicht nur altruistisch. Ein krankes Kind belastet Eltern für den Rest des Lebens und bringt viel Aufwand und oft auch Leid mit sich. Frau Proxy hat aber mit allen Mitteln versucht, schon das Kind im Mutterleib zu schädigen. Sie sagt heute selbst, dass sie sich offensichtlich nicht im Klaren darüber war, was sie ihrem Kind antut, wenn sie ihm ein Leben als schwerstbehinderter Mensch abverlangt. Zum Glück hat sie beiden Töchtern vor der Geburt keinen Schaden zugefügt; damit ist das Ziel ihrer Handlungen nicht erreicht worden.

Bei einigen Straftaten ist aber auch ein Versuch strafbar, sodass beleuchtet werden muss, ob Frau Proxy eine gesetzlich definierte Straftat begangen hat, als sie – in unterschiedlicher Intensität – ihren ungeborenen Töchtern Medikamente zugeführt hat, mit dem Wunsch, die Kinder mögen mit einer Behinderung zur Welt kommen.

Der Gesetzgeber (wie auch die meisten Mitmenschen) konnte sich bislang nicht vorstellen, dass jemand sein ungeborenes Kind schädigt, ohne die Schwangerschaft abbrechen zu wollen. Strafbar ist aber nur das, was ausdrücklich in den Straftatbeständen genau beschrieben wird (vgl. Stang u. Sachsse 2014).

Ein versuchter Schwangerschaftsabbruch (§ 218 StGB) liegt nicht vor. Dann soll die Schwangerschaft vorzeitig beendet werden, der Fetus nicht lebensfähig sein. Frau Proxy wollte aber das Kind bekommen, es sollte leben – nur eben mit einer schweren Behinderung.

Der Straftatbestand der Körperverletzung (§ 223 StGB) verlangt, dass eine Person misshandelt oder gesundheitlich beschädigt wird.

Eine Person ist im juristischen Sinne aber erst ein Mensch mit Einsetzen der Eröffnungswehen. Ob die Schädigung eines Menschen, die bereits im Mutterleib erfolgt, straflos ist, ist unter Juristen umstritten.

Einigkeit besteht wohl dahingehend, dass eine sich nur vorgeburtlich auswirkende Körperverletzung des Embryos straflos ist.[22] Es könnte ja z. B. durchaus sein, dass es der zweiten Tochter von Frau Proxy noch im Mutterleib schlecht ging, der Fetus Schmerzen aufgrund der Medikamente hatte, ohne dass sich dies auf die Gesundheit nach der Geburt ausgewirkt hätte – das wäre dann straflos. Das Landgericht Coburg hat die Frage in einem Fall wie folgt entschieden: Ein Mann hatte versucht, seine Geliebte und das von ihm nicht erwünschte Kind durch die heimliche Gabe gerinnungshemmender Mittel zu töten, weil er sich vorgestellt hatte, unter der Geburt würden dann beide verbluten; der Täter wurde wegen versuchten Schwangerschaftsabbruchs verurteilt, weil er billigend in Kauf genommen hatte,

22 LG Coburg, Urteil vom 21. März 2011-1 Ks 105 Js 2850/08 -, juris

dass das Kind noch im Mutterleib so schwere Schäden erleidet, dass es schon vor der Geburt verstirbt.[23]

Die eigentlichen Schwierigkeiten rechtlicher Art fangen an, wenn das eintritt, was Frau Proxy sich vorgestellt hat: Sie »vergiftet« ihr Kind während der Schwangerschaft, damit es nach der Geburt behindert ist. Die Folgen ihrer Tat sollen sich also auswirken, wenn der ehemalige Embryo eine Person im Sinne des Körperverletzungstatbestandes ist.

Ein Staatsanwalt ist grundsätzlich an die Rechtsprechung gebunden. In einem Fall, in dem ein Täter auf eine Schwangere eingestochen, diese daraufhin eine Frühgeburt hatte und das Kind später deshalb verstarb, hat der Bundesgerichtshof ausgeführt, dass der maßgebliche Zeitpunkt für die Beurteilung der Tat nicht der Zeitpunkt des Eintritts des Erfolges ist, sondern der der Tathandlung.[24] Die Tathandlung wurde aber begangen, als das Opfer »ein ungeborenes Kind«, also noch keine Person im Sinne des Körperverletzungstatbestandes war.

Damit bliebe Frau Proxy wegen der Einnahme der Medikamente während der Schwangerschaft straflos, sogar wenn sie mit ihrem Plan Erfolg gehabt hätte. Dies ist eine schwer aushaltbare Vorstellung und auch ein Wertungswiderspruch: Schädigt man sein Kind schon während der Schwangerschaft nachhaltig, passiert nichts – gibt man aber seinem geborenen Kind einen leichten Klaps, ist das bereits eine Körperverletzung. Einige Autoren in der juristischen Literatur wollen erst auf den Zeitpunkt

23 Maßgeblich war hier aber vor allem der versuchte Mord an der Kindsmutter, denn die sollte spätestens bei der Geburt mit dem Kind zusammen aufgrund fehlender Blutgerinnung versterben (vgl. das in Fn 28 angeführte Urteil).

24 BGH, Beschluss vom 02. November 2007-2 StR 336/07 -, juris; im Ergebnis zustimmend wohl auch LG Coburg. A.a.O.; Lüttger, NStZ 1983, 481 f.; Horn/Wolters im Systematischen Kommentar § 223 Rn. 2)

des Erfolges der Handlung abstellen.[25] Danach soll weiterhin straflos sein, wer durch die Verletzungshandlung schon das Kind im Mutterleib schädigt, wenn aber der Verletzungserfolg erst mit der Geburt einträte, liege eine Körperverletzung zum Nachteil des Kindes vor. Diese Differenzierung beseitigt jedoch kaum die aufgezeigten Wertungswidersprüche, denn meistens – wie auch bei dem von Frau Proxy vorgestellten Verlauf – tritt die Schädigung bereits im Mutterleib ein und in nur seltenen Fällen erst mit der Geburt. Außerdem ist es unzulässig, ein Gesetz über den Wortlaut hinaus auszulegen. Und § 223 StGB ist nun mal eindeutig, wenn es dort heißt: »wer eine Person misshandelt …«. Es kommt also darauf an, dass bereits zum Tatzeitpunkt das Opfer eine Person im Sinne des Gesetzes war.

Die Wertungswidersprüche und der reduzierte Schutz des ungeborenen Lebens können daher allenfalls in einen Appell an den Gesetzgeber münden, eine Änderung der Vorschriften zu prüfen. Aber vor einer derartigen Forderung muss man über die Folgen nachdenken: Jede Mutter, die während der Schwangerschaft raucht oder Alkohol trinkt, nimmt damit Schäden für das Kind in Kauf und müsste daher auch bestraft werden – während das Gesetz mit guten Gründen einen Schwangerschaftsabbruch unter bestimmten Bedingungen für straflos erklärt. Auch das wäre ein kaum lösbarer Wertungswiderspruch.

Proxys Verhalten ihren ungeborenen Kindern gegenüber ist jedenfalls nach geltendem Recht nicht strafbar, und sie könnte im Zusammenhang mit ihrer zweiten Tochter nur wegen der Herbeiführung krankhafter Zustände nach der Geburt verurteilt werden. Während es bei der älteren Tochter um mehr als 50 (!) Vorfälle ging, waren es Frau Proxys Bericht zufolge bei

25 Roxin, JA 1981, 549; Tepperwien, Pränatale Einwirkungen als Tötung oder Körperverletzung?, Tübingen 1973, 47 ff; Schönke/Schröder-Eser § 223 Rn. 1a

ihrer jüngeren Tochter »nur« etwa 5 Einzeltaten, die wiederum als eine einzige Misshandlung von Schutzbefohlenen in einem besonders schweren Fall zusammenzufassen wären.

Die Frage der Rechtswidrigkeit

Insgesamt liegen also zwei Taten der Misshandlung von Schutzbefohlenen vor, wobei keine der Taten nach 1999 begangen wurde. Daher gilt der Strafrahmen des alten Rechts, also Freiheitsstrafe von einem Jahr bis zu zehn Jahren.

War Frau Proxy gerechtfertigt, weil sie sich schützen musste – vor der eigenen Suizidalität? Aber selbst Frau Proxy behauptet nicht, dass ihre Taten gerechtfertigt waren, sie ihre Kinder »opfern« durfte, um sich selbst vor sich zu schützen: »Ich wusste ganz genau, dass es falsch war, was ich machte. (…) Diese Handlungen waren reine Suizid-Prophylaxe für mich selbst.«

Eine Abwägung Leben gegen Leben lässt das Recht nicht zu, wenn die Gefahr für das Leben nicht vom Angreifer selbst ausgeht. Deshalb kann Frau Proxys Verhalten gegenüber den Töchtern auch dann, wenn sie meint, sich vor einem Suizid geschützt zu haben, juristisch nicht gerechtfertigt werden.

Die Frage der Schuld

Der Staatsanwalt, der den Fall Proxy auf den Tisch bekommt, wird sofort entscheiden, dass hier ein psychiatrischer Sachverständiger zur Entscheidung über die Frage der Schuld eingesetzt werden muss. Dieselbe Frage, die Professor Birnbacher zur Entschuldbarkeit der Straftat als Symptom der eigenen Erkrankung stellt (► Kap. 2), stellt sich auch die Justiz. Es gibt Menschen, die in ihrer Fähigkeit, die allgemeinen gesellschaftlichen Regeln zu beachten, gestört sind und deshalb nicht oder nur eingeschränkt dafür verantwortlich gemacht werden können, was sie tun. Man spricht hier von verminderter oder aufgehobener Schuldfähigkeit.

Verhaltensweisen, die wir uns nicht erklären können, die uns selbst fern liegen, werden häufig mit einem Satz wie »Der/

die muss ja verrückt sein« erklärt. Nicht selten erleben die Juristen dann aber eine Überraschung, wenn der Sachverständige ihnen berichtet, dass der Beschuldigte nicht krank, sondern schlichtweg nur kriminell ist. Nicht alles, was nicht der Norm entspricht, ist krankhaft. Zur Anwendung der Paragraphen zur aufgehobenen oder verminderten Schuldfähigkeit, zum Exkulpieren oder Dekulpieren, müssen gesetzlich strikt definierte Kriterien erfüllt sein.

Im Fall von Proxy gibt es aber eine Diagnose, die von Psychiatern als schwere Persönlichkeitsstörung eingeordnet wird. Eine Persönlichkeitsstörung führt allerdings so gut wie nie zu einer völligen Aufhebung der Schuldfähigkeit (Fiedler 2007) und auch nicht immer zu einer sicher feststellbaren verminderten Schuldfähigkeit. Auch bei dem Münchhausen-by-proxy-Syndrom wird man (»Ich wusste genau, dass es falsch war«) nur in Ausnahmefällen zu einer sicheren Einschränkung der Schuldfähigkeit kommen können.[26]

Die Beurteilung für den Einzelfall kann aber kein Jurist vornehmen, dies wird er einem psychiatrischen Sachverständigen überlassen, der die Beschuldigte ausführlich explorieren und sachkundig beurteilen kann.

Die Frage der Verjährung

Wir müssen also davon ausgehen, dass Frau Proxy sich erheblich strafbar gemacht hat und allenfalls vermindert schuldfähig war. Das führt dann erneut zur Frage der Verjährung.

Die Verjährung beginnt mit der Tatvollendung. Wir haben es hier mit dem Missbrauch von Schutzbefohlenen zu tun, und deshalb hat die Verjährung für alle Taten erst mit der letzten Herbeiführung eines Notfalls begonnen.

---

26 Vgl. die Entscheidung LG Offenburg, Urteil vom 03. Mai 2005-1 Ks 2 Js 8716/03 1 AK 24/03 -, juris

Frau Proxy gibt an: »Sechs Monate nach meinem ersten ambulanten Therapietermin habe ich mein erstes Kind zum letzten Mal geschädigt.« Auch wenn die dritte Schwangerschaft erst in den Jahren 1993/1994 begann und Frau Proxy noch immer – nur nicht so exzessiv – versuchte, ihrer dritten Tochter zu schaden, müsste anhand des Textes der Zeitpunkt, zu dem Frau Proxy mit der Misshandlung der beiden älteren Töchter aufhörte, auf etwa Anfang 1992 gelegt werden.

Die Verjährungszeit richtet sich auch bei Delikten, die in Tateinheit begangen wurden, nach der Strafandrohung für jedes einzelne Delikt. Das bedeutet, dass ein Teil einer Handlung früher verjähren kann als ein anderer, weil er mit einer geringeren Strafe bedroht ist.[27]

Das ist kompliziert und wird durch zwischenzeitliche Gesetzesänderungen noch komplizierter, deshalb sollen hier die Konsequenzen für Proxy nur ganz grob dargestellt werden.

Die Misshandlung von Schutzbefohlenen verjährt unter Zugrundelegung des damaligen Strafrahmens[28] nach 5 Jahren. Damit wäre Anfang 1997 Verjährung eingetreten. Der Leser wird sich jetzt erinnern, dass bereits seit 1996 die Regelung galt, dass die Verjährung bis zur Vollendung des 18. Lebensjahres des Opfers ruht[29] und dann erst die Frist zu berechnen ist. Jedoch galt diese Regelung bis 01.10.2009 nur für Opfer von Sexualdelikten. Erst dann wurde die Vorschrift des Ruhens der Verjährung auch auf die Misshandlung von Schutzbefohlenen erweitert. Taten, die da schon verjährt waren, fielen nicht unter diese Verlängerung. Da wir von einem Tatende 1992 ausgehen, lief die fünfjährige Verjährungsfrist 1997 ab und damit lange vor der Schaf-

---

27 Schönke/Schröder – Stree/Sternberg – Lieben § 78 Rn. 8.

28 Nach § 78 Abs. 4 StGB darf die Strafschärfung des besonders schweren Falls hier keine Rolle spielen.

29 § 78b StGB

fung der Ruhensvorschrift auch für die Misshandlung von Schutzbefohlenen.

Die Vergiftung nach § 229 StGB[30] verjährt nach 10 Jahren (§ 78 Abs. 3 Nr. 3 StGB). Damit war die Tat im Jahr 2002 verjährt, eine Ruhensvorschrift für den Tatbestand der Vergiftung gibt es nach wie vor nicht.

Wir können damit insgesamt feststellen, dass auch Frau Proxys erhebliche Straftaten zum Nachteil ihrer älteren Töchter heute vollständig verjährt sind. Damit liegt ein absolutes Strafverfolgungshindernis vor und keine Staatsanwaltschaft darf aufgrund des Berichts von Frau Proxy mehr gegen sie vorgehen. Es ist Rechtsfrieden eingekehrt.

Hätte es aber Anfang der 90er-Jahre ein Strafverfahren gegen Frau Proxy gegeben, hätte sie eine hohe Freiheitsstrafe zu erwarten gehabt, auch wenn sich ihre eigene Lebensgeschichte, ihr junges Alter, ihre Krankheit und ihre ansonsten sehr fürsorgliche Erziehung der Töchter (so absurd das auch klingen mag) strafmildernd ausgewirkt hätten. Sie hätte auch in Untersuchungshaft genommen werden können, schon weil bei Münchhausen-by-proxy-Patientinnen die Wiederholungsgefahr als sehr hoch eingeschätzt wird.[31] Andererseits wären ihre Aussichten auf eine mildere Strafe mit jedem Therapietag gestiegen.

Familienrechtliche Konsequenzen

Frau Proxy hatte nach Beginn ihrer Psychiatrieaufenthalte auch erhebliche Probleme mit dem Jugendamt, obwohl die Dimension ihres Tuns dort gar nicht bekannt war.

---

30 Bis 31.3.1998 mit einem Strafrahmen von einem Jahr bis zu 10 Jahren

31 Vgl. OLG Koblenz, Beschluss vom 21. Januar 2009-1 Ws 9/09 -, juris

Heute würde eine alleinerziehende Mutter, bei der der Verdacht des Münchhausen-by-Proxy-Syndroms aufkommt, damit rechnen müssen, dass die Kinder in Obhut genommen und ihr das Sorgerecht entzogen wird (§§ 1666, 1666a BGB). Schon beim Verdacht auf eine solche Erkrankung kann eine erhebliche Gefährdung des Kindeswohls angenommen[32] und zudem der erkrankten Mutter sogar das Umgangsrecht mit dem Kind entzogen werden.[33]

Das Kindeswohl wäre hier selbstverständlich vorrangig vor der Gefahr, dass eine solche Täterin ohne das Kind als Katalysator für ihre Zustände suizidal werden würde. Einer Suizidalität der Mutter müsste dann eigenständig, notfalls auch mit einem Beschluss nach PsychKG zur geschlossenen Behandlung in der Psychiatrie gegen ihren Willen entgegengewirkt werden. Problematisch wäre es, wenn eine neue Schwangerschaft eintritt, nachdem ein Kind weggenommen worden ist. Wie will man dann einem Verhalten, wie es Frau Proxy gezeigt hat, entgegenwirken? Einer bewussten Schädigung des Embryos durch Vergiftung? Man könnte hier durchaus von einer Fremdgefährdung ausgehen, die die Unterbringung einer solchen Patientin für die Dauer der Schwangerschaft rechtfertigt und nach der Geburt das Kind sofort in Obhut nehmen.

Heute ist die Erkrankung Münchhausen-by-Proxy bekannter als vor 15 oder 20 Jahren, und Mütter, die unter dieser Erkrankung leiden, müssen damit rechnen, dass die Behörden erheblich aufmerksamer sein werden als zu den Zeiten unserer Frau Proxy. Gleichzeitig ist der Bekanntheitsgrad auch eine Chance für Mütter, früher zu erkennen, dass sie behandelt wer-

---

32 OLG Dresden, Beschluss vom 07. August 2007-20 UF 155/07 -, juris

33 S. hierzu auch die ausführliche Auseinandersetzung mit der Erkrankung und deren familienrechtlichen Auswirkungen in der Entscheidung OLG Celle, Beschluss vom 03. Februar 2006-10 UF 197/04 -, juris

den müssen und können, um ihr Leben und das ihrer Kinder sehr viel früher in den Griff zu bekommen – so wie es Proxy letztlich auch gelungen ist.

Literatur

Dreher E (1974). Strafgesetzbuch. 34. Aufl. München: C.H. Beck (http://katalog.ub.uni-heidelberg.de/cgi-bin/titel.cgi?katkey=1039477).

Fiedler P (2007). Persönlichkeitsstörungen. 6., vollst. überarb. Auflage. Weinheim: Beltz.

Schönke A, Schröder H (2014). Strafgesetzbuch. 29. Aufl. München: C.H. Beck.

Stang K, Sachsse U (2014). Trauma und Justiz. Juristische Grundlagen für Psychotherapeuten – psychotherapeutische Grundlagen für Juristen. 2. Aufl. Stuttgart, New York: Schattauer.

5 Das Münchhausen-by-proxy-Syndrom als Problemfall der Kinderheilkunde

Tilmann Sachsse

Was denke ich als Facharzt für Kinder- und Jugendmedizin, als »Kinderarzt« über die Geschichte von Frau Proxy? Zunächst möchte ich vorwegschicken, dass die geschilderte Geschichte so tragisch und grausam ist, dass kein Raum für Vorwürfe und Schuldzuweisungen an Frau Proxy sein sollte. Wenn ich jedoch schildern soll, was die Geschichte in mir auslöst, komme ich nicht umhin, mir meine eigenen primären Affekte einzugestehen und mich ihnen zu stellen.

Welche Gefühle löst Frau Proxys Fallbeschreibung bei einem Kinderarzt aus? In erster Linie Entsetzen. Entsetzen darüber, dass eine Mutter ihr Kind auf die angeführte Art und Weise misshandelt. Entsetzen darüber, dass sie es benutzt, um für sich ganz persönlich über das Kind einen Krankheitsgewinn zu erzielen, und dass sich Frau Proxy kein anderes Ventil für ihre Verzweiflung gesucht hat. Ihr Verhalten löst Wut und Entsetzen darüber aus, dass sie Kinderärzte für ihre Misshandlungen instrumentalisiert, benutzt hat, um sich selbst besser zu fühlen, sich aufzuwerten bzw. von den Pflegenden ihres Kindes aufwerten zu lassen. Ärzte und Krankenschwestern wurden so zu unwissenden Komplizen, ja Mittätern bei schweren Körperverletzungen.

Natürlich löst die Geschichte auch Mitleid aus, Mitleid für das misshandelte Kind und die misshandelte Mutter: Mitleid bezüglich der grausamen Lebensgeschichte, über die Entwertungen, die sich wie ein roter Faden durch das Leben von Proxy zogen und die zumindest z. T. auslösend für die anschließenden Misshandlungen der eigenen Tochter waren.

Es wäre falsch, sich solchen Gefühlen nicht zu stellen und sie nicht zuzulassen. Dennoch kann man einem Kind, welches »stellvertretend« von seiner Mutter krankgemacht wird, nur helfen, wenn man von diesen Gefühlen etwas Abstand gewinnt. Sie dürfen nicht handlungsleitend werden, weder Abscheu noch übertriebenes Mitleid gegenüber der Mutter, wenn plötzlich der Verdacht auf ein Münchhausen-by-proxy-Syndrom (MBPS) im Raum steht.

Bei der Lektüre der Fallgeschichte drängte sich mir natürlich die Frage auf, ob die beteiligten Kinderärzte Frau Proxy nicht hätten überführen können. Ich nehme es gleich vorweg: Auf diese Frage werde ich in diesem Kapitel keine Antwort geben können. Doch genau der Begriff »überführen« zeigt das Dilemma, in dem sich Kinderärzte in einem solchen Szenario befinden. Denn das Überführen von Tätern liegt normalerweise nicht im Aufgaben- und Kompetenzbereich von Kinderärzten, wenn man mal von Bakterien, Viren, Tumorzellen und ähnlichen Tätern absieht. Staatsanwälte, Polizisten und Richter sind zum Überführen von Tätern da. Meistens werden sie tätig, wenn zumindest ein Anfangsverdacht vorliegt. Meist sind die Rollen klar verteilt: hier Täter, da Opfer.

Kinderärzte haben ja nun zunächst ihre jungen Patienten im Blick und benötigen die hilfesuchende Mutter, um zu einer Diagnose zu kommen. Bezüglich der Diagnosefindung sind Kinderärzte auf Schilderungen von Eltern angewiesen. Da liegt kein Anfangsverdacht vor. Und dieser wäre in den meisten Fällen ja auch völlig fehl am Platze, geradezu absurd. Die Triade Kinderarzt, Mutter und Kind ist aus völlig anderen Gründen nicht selten problematisch, aber hoffentlich nur höchst selten deshalb, weil der Kinderarzt die Mutter eines Verbrechens an ihrem Kind verdächtigt.

Im Folgenden wird von »der Mutter« gesprochen; zum einen, da meistens Mütter mit ihren Kindern beim Kinderarzt vorstellig werden; zum anderen, da es sich im vorliegenden Fall Proxy um eine Mutter handelt. Selbstverständlich können auch Väter zu MBPS-Tätern werden, das ist jedoch noch sehr viel seltener.

Die Mutter als Schlüssel zur Diagnose

Insbesondere Säuglinge und Kleinkinder können körperliche und seelische Beschwerden häufig nicht eindeutig artikulieren. So orientiert man sich als Kinderarzt z. B. oft daran, ob sie beim Schreien die Beine anziehen, ob sie bei der Untersuchung bestimmter Körperteile Hinweise auf Schmerzen zeigen und ob sie einen Arm oder ein Bein schonen. Neben diesen Hinweisen bei der körperlichen Untersuchung ist man aber oft auf die Schilderungen der Mütter angewiesen. Nicht nur bei Kindern ist etwa die Art der Krampfanfälle einer der wichtigsten diagnostischen Hinweise auf die Ursache, die Genese des Krampfanfalls. Hatte das Kind vor dem Anfall Fieber, hat es am ganzen Körper gezuckt, und hat der Anfall dann nach kurzer Zeit wieder aufgehört? Das hört sich nach einem ungefährlichen Fieberkrampf an. Hat das Kind ohne Fieber mit einer Körperseite gezuckt, und hat der Krampfanfall lange gedauert oder gar erst nach der Gabe eines Medikamentes aufgehört? Das könnte etwas Ernsteres sein. Hier wird weitere Diagnostik notwendig. Natürlich können Mütter an diesem Punkt die Intensität und Dringlichkeit der folgenden Diagnostik dadurch steuern, dass sie die Symptomatik dramatisieren und so dafür sorgen, dass invasive Maßnahmen und Untersuchungen durchgeführt werden.

Die Mutter als fürsorgliche Bezugsperson und Anwältin ihres Kindes

Wenn ein Kind mit einer Symptomatik in eine Kinderarztpraxis oder in eine Kinderklinik kommt, steht vor der Diagnose die Diagnostik. Das Kind muss mit mehr oder weniger invasiven (also »eingreifenden«) Maßnahmen untersucht werden.

Am Anfang steht die ausführliche Anamnese, bei der man in den meisten Fällen und insbesondere bei Kleinkindern auf die Mitwirkung der Eltern angewiesen ist. Dann folgt die körperliche Untersuchung, die im besten Fall so gestaltet wird, dass das Kleinkind aktiv mitwirkt und sie vielleicht sogar als unterhaltsam empfindet. Einige Untersuchungen müssen jedoch auch gegen den Willen des Kindes durchgeführt werden. Beispiele sind die Untersuchung des Rachens, Blutentnahmen oder z. B. das Nähen einer Wunde. Diese ärztlichen Maßnahmen gegen den Willen des Kindes sind für Mütter häufig nur sehr schwer zu ertragen. Das Kind wehrt sich, wird festgehalten, weint. Die Mutter möchte dabeibleiben, ihr Kind nicht im Stich lassen und hat doch bis auf ihre Anwesenheit und ihr Trösten kaum Möglichkeiten, ihrem Kind zu helfen. Eine solche Hilflosigkeit ist gar nicht leicht auszuhalten. Hier kann es auch durchaus zu Spannungen zwischen Kinderarzt und Mutter kommen.

Der Grundsatz des »informed consent« hat in den letzten Jahrzehnten Einzug in alle medizinischen Disziplinen gefunden. Ein Patient bekommt geplante Eingriffe und geplante Medikamentengaben in einer ihm verständlichen Sprache erklärt und willigt in diese selbstverantwortlich ein, wenn er sich korrekt informiert fühlt und alles verstanden hat. Der Arzt als »Halbgott in Weiß«, der Maßnahmen diktiert, ohne diese dem Patienten zu erklären und zu begründen, ist (hoffentlich) Vergangenheit. Bei Kindern heißt das, dass ihren Müttern eine geplante Maßnahme, wie etwa die Anlage einer Venenkanüle bei einem schweren Magen-Darm-Infekt, erklärt wird und die

Mütter dann einwilligen, sodass die Anlage in informierter Übereinstimmung (»informed consent«) von Mutter und Kinderarzt erfolgt. Hier entsteht für die Mütter häufig ein Konflikt, da sie auf der einen Seite wollen, dass ihrem Kind geholfen wird, und andererseits, dass ihrem Kind nicht wehgetan wird. Dieses ureigenste, natürliche, vermutlich biologisch tief verankerte Interesse der Mutter ist selbstverständlich. So sind im Alltag häufig ausführliche Gespräche darüber notwendig, ob diese oder jene Maßnahme wirklich notwendig, verhältnismäßig und zielführend ist. Das ist natürlich z. T. sehr zeitaufwändig und mag von einigen Kollegen durchaus als lästig empfunden werden. Auf der anderen Seite schärft es den ärztlichen Blick fürs Wesentliche: Muss diese Maßnahme jetzt wirklich sein? Geht es vielleicht nicht auch anders? Man kann das ein klein wenig so verstehen, dass die Mutter das Kind vor den Kinderärzten schützen möchte. Das ist in unterschiedlichen Ausprägungen ganz natürlich und ganz normal.

Die fordernde Mutter

Was aber, wenn Eltern eben nicht jede Maßnahme erst einmal infrage stellen? Was, wenn sie auf weitere Diagnostik drängen? Sind diese Eltern dann gleich MBPS-Verdächtige? Mitnichten!

Als Kinderarzt begegnet man häufig Eltern, die zu Übertreibungen neigen und die Symptomatik ihrer Kinder dramatisieren. Sie wollen sichergehen, wahrgenommen zu werden, sie wollen ernst genommen werden in ihrer Angst und ihrer Sorge um das eigene Kind. Sie wollen sichergehen, dass auch alles getan wird, um ihrem Kind zu helfen. Und sie befürchten, dass die Beschwerden bagatellisiert werden und sie ohne Hilfsangebot wieder nach Hause geschickt werden. Dies ist selbstverständlich kein Hinweis auf das Vorliegen eines MBPS.

Auch und gerade bei unspezifischen Symptomen wie Kopf- oder Bauchschmerzen ist es für Eltern manchmal nur schwer zu akzeptieren, dass sich Ärzte auch gelegentlich zunächst mit dem »abwartenden Offenhalten der Diagnose« zufriedengeben. Sie möchten, dass den Beschwerden »ein Name gegeben wird«, dass das Leid ihrer Kinder jetzt sofort verstanden, gelindert, besser noch: beendet wird. Unspezifische Beschwerden wie Kopf- und Bauchschmerzen sind ein häufiges Symptom bei Kindern und Jugendlichen. Ärzte suchen in diesen Fällen meistens nach Warnhinweisen dafür, dass hinter den Beschwerden eine ernste Erkrankung stecken könnte. So sind etwa starke Gewichtsabnahme, Blutauflagerungen auf dem Stuhl oder Erbrechen nach dem Aufstehen ohne vorherige Nahrungsaufnahme Warnhinweise, die man nicht übergehen sollte. Wenn man keine Hinweise auf eine gefährliche Ursache für die Beschwerden gefunden hat, wartet man die weitere Entwicklung oft erst einmal ab. Schließlich benötigen nicht alle Jugendlichen mit Oberbauchschmerzen gleich eine Magenspiegelung und nicht alle Jugendlichen mit Unterbauchschmerzen eine Blinddarm-Operation. Ärzte haben auch die Aufgabe, Untersuchungen, die ja immer selbst mit Risiken verbunden sind, nur dann durchzuführen, wenn diese unbedingt notwendig und medizinisch begründet sind. Dieses bewusste Abwarten ist für viele Eltern ein quälender Zustand. Sie wollen, dass man weitersucht. Irgendetwas muss das eigene Kind doch haben, wenn es so oft über Bauchschmerzen klagt. In solchen Situationen ist man häufig mit Eltern konfrontiert, die viel mehr Diagnostik wünschen und immer wieder mit ihren Kindern vorstellig werden.

Nicht selten sind psychosomatische Ursachen der Auslöser für solch eine Symptomatik. Die wiederholten Appelle von Eltern, weitere Diagnostik zu betreiben und nach körperlichen Ursachen zu suchen, spiegelt hier eher eine Hilflosigkeit wider und ist nicht als Verdachtsmoment für ein MBPS zu bewerten. Schließlich zeigt das Kind das Symptom, ohne dass es durch die

Eltern aktiv ausgelöst wird. Jedenfalls wird fast jeder Kinderarzt davon ausgehen. Wenn aber all das kein Hinweis auf ein Münchhausen-by-proxy-Syndrom ist, was ist es dann?

Der Kinderarzt als Detektiv

Die Definition des Münchhausen-by-proxy-Syndroms ist jedem Arzt bekannt:

Zumeist handelt es sich um eine Täterin (fast immer die Mutter des Kindes), die bei ihrem Kind Krankheitssymptome erzeugt oder diese vortäuscht. Bei dem Kind liegt also ein Beschwerdebild vor, das nicht auf einer echten medizinischen Erkrankung beruht, sondern durch ein Elternteil oder einen Erziehungsberechtigten vorgetäuscht und/oder aktiv herbeigeführt wird. Es kann auch sein, dass eine Mutter eine Organerkrankung des Kindes, etwa eine Zuckerkrankheit (Diabetes), vorsätzlich zur Symptomproduktion ausnutzt, etwa indem sie zu viel Insulin spritzt und dadurch lebensgefährliche Hypoglykämien (Unterzuckerungen) herbeiführt. Zudem wird das Kind wiederholt zur medizinischen Untersuchung und Behandlung vorgestellt, und die Täterin fordert von den Ärzten aufwändige und invasive, für das Kind psychisch und physisch belastende Untersuchungsprozeduren ein. Die Täterin leugnet, die Ursache des Beschwerdebildes zu kennen. Ferner kann sich das Beschwerdebild beim Kind nach der Trennung von der Täterin zurückbilden.

Es liegt also eine klare Definition vor, was das MBPS ist. Diese schwere Form der Kindesmisshandlung durch die Mutter, Frau Proxy, hätte doch von den behandelnden Kinderärzten erkannt werden müssen! Die Frage ist aber, an welchem Punkt die behandelnden Ärzte hätten hellhörig werden müssen. Wie beschrieben, sind Beschwerdebilder in der Kinder- und Jugendmedizin häufig unspezifisch, und deshalb sind wiederholte

Vorstellungen eines Kindes wegen des gleichen unklaren Beschwerdebildes nicht selten. Auch die Forderung nach Diagnostik, z. T. auch invasiver Art, wird gelegentlich erhoben, ohne dass ein MBPS vorliegt. Eltern behaupten zudem meistens, dass sie die Ursache für das Beschwerdebild ihres Kindes nicht kennen würden. Damit sagen sie in der überwiegenden Mehrheit der Fälle die absolute Wahrheit. Und einer Trennung des Kindes von den Eltern zu diagnostischen Zwecken ist heutzutage häufig nicht umsetzbar. Viele Eltern wollen ihr Kind nicht alleine lassen. Das ist völlig natürlich und für jeden Menschen vollkommen nachvollziehbar. Alles das begründet keineswegs einen Anfangsverdacht auf ein MBPS.

Und trotzdem darf ein Kinderarzt, ein Hausarzt und jeder andere behandelnde Arzt es sich nicht verbieten, auch an ein Münchhausen-by-proxy-Syndrom zu denken, und zwar dann, wenn

- ein sich wiederholendes Symptombild vorliegt, für das es trotz umfangreicher Diagnostik keine Erklärung gibt,
- unklare Krampfanfälle, Komazustände, chronische Durchfälle, Erbrechen u. Ä. vorliegen, die z. B. an Vergiftungen denken lassen könnten,
- Untersuchungsbefunde und Schilderungen der Mutter nicht zusammenpassen,
- es zu einer Symptomverstärkung kommt, wenn die Mutter beim Kind ist, am Krankenbett sitzt,
- die Symptome gar nur auftreten, wenn die Mutter zugegen ist.

Wahrscheinlich wird am häufigsten der Verdacht von einem niedergelassenen Kinderarzt gestellt, der mit unerklärlichen Symptomen und einem auffälligen Verhalten der Mutter konfrontiert ist. Eine Kindesmisshandlung im ambulanten Bereich zu sichern ist sehr schwierig. Empfohlen wird in diesem Fall die Einweisung in ein Krankenhaus und die Kontaktaufnahme zu den weiterbehandelnden Kollegen. Wenn bereits ein konkreter Verdacht auf eine bestimmte Art der Körperverletzung vorliegt, kann dieser im Krankenhaus erhärtet werden. So ist gelegentlich der Nachweis von Medikamenten oder Giften im Blut durch Laboruntersuchungen möglich. Auch ist die genetische Analyse von Blut oder Urin möglich, wenn z. B. der Verdacht vorliegt, dass die Mutter heimlich fremdes Untersuchungsmaterial und nicht das ihres Kindes abgibt.

In vielen Kinderkliniken gibt es mittlerweile Kinderschutzgruppen, in denen verschiedene Fachabteilungen zusammenarbeiten. Hier können Verdachtsmomente zunächst anonym und vertraulich diskutiert werden und kritische Gespräche über Plausibilitäten geführt werden.

Wichtig ist, dass sich Ärzte schnell in einer juristischen Grauzone befinden. Sie benötigen bei ihrer medizinisch-detektivischen Arbeit juristische Unterstützung und Begrenzung. Im angloamerikanischen Raum wurde einmal eine Mutter mit Videoüberwachung eines »Anerstickens« ihres Kindes mit einem Kopfkissen überführt. Zuvor war das Kind mit wiederholtem »Beinahe-Ersticken« vorgestellt und umfangreich untersucht worden. Der Videoüberwachung sind in Deutschland enge Grenzen gesetzt. Sie greift massiv in Persönlichkeitsrechte von Patienten und Müttern ein. Die Genehmigung einer Videoüberwachung liegt nicht im alleinigen Ermessen des Arztes, sondern muss von einem Strafrichter angeordnet werden.

Hiermit schließt sich der Kreis. Ärzte sind keine Ermittlungsbeamten. Ärzte wollen heilen oder zumindest lindern und üblicherweise keine Mütter einer schweren Straftat überführen. Dennoch müssen sie um die Möglichkeit eines MBPS wissen und hellhörig werden, wenn Kinder wiederholt wegen nicht zu erklärender oder unplausibler Symptome vorgestellt werden. Im nächsten Schritt folgen eine Diskussion in Kinderschutzgruppen, gelegentlich die Einschaltung eines Rechtsmediziners und die Einbeziehung von Strafverfolgungsbehörden.

Aber dürfen behandelnde Ärzte denn eigentlich die Strafverfolgungsbehörden einschalten? Schließlich brechen sie dann die Schweigepflicht. Juristische »Inhaberin« der Schweigepflicht für das Kind ist deren Mutter oder der Vater. Und diese Schweigepflicht brechen wir vorsätzlich und bewusst, wenn wir eine Mutter anzeigen, weil wir den Verdacht auf ein MBPS haben. Tatsächlich ist der behandelnde Arzt gemäß § 34 StGB im »Notfall« (rechtfertigender Notstand) berechtigt, eine Abwägung zu treffen.

Wenn es um die Abwehr konkreter Gefahren für Leib, Leben oder anderer Rechtsgüter geht und diese im Zuge einer Abwägung höher zu bewerten sind, so darf der Arzt seine Schweigepflicht brechen.

Für den Kinderschutz ist dies im Jahr 2011 erlassenen »Gesetz zur Kooperation und Information im Kinderschutz« (www.gesetze-im-internet/kkg) geregelt. Wenn sich der Verdacht auf ein MBPS erhärtet, dann ist das ein solches Szenario.

Alle Symptome und Verhaltensweisen, die Verdachtsmomente für ein MBPS sind, treten also so häufig auf, dass sie eigentlich gar keine Verdachtsmomente sind, oder eben doch, oder eben nicht – kein Arzt kommt aus diesem Dilemma heraus. Zum Glück stellen sich solche Probleme selten. In der Fachliteratur gibt es die Schätzung, dass die meisten Kinderärzte in ihrem Berufsleben mit maximal einem Fall von MBPS zu tun haben. Es handelt sich um ein sehr seltenes, aber leider äußerst ernstes Krankheitsbild.

Jeder Kinderarzt, der sich an einem bestimmten Punkt eingestehen muss, dass er wichtige Signale oder Hinweise auf ein

MBPS eine Zeit lang übersehen hat, wird Schuldgefühle haben. Gesunde Kinder haben wiederholte Magenspiegelungen, Dutzende Blutabnahmen, Röntgenbilder und manchmal auch Operationen über sich ergehen lassen müssen. Hierbei wird der Kinderarzt unwissend zum Mittäter und begeht im Auftrag der Mutter eine schwere Körperverletzung. Dennoch darf das Wissen um die Existenz des MBPS niemanden dazu verleiten, in allen Müttern künftig potenzielle Täterinnen im Sinne eines MBPS zu sehen.

Nun können wir wieder den Bogen zu Frau Proxy schlagen. Diese hat Kinderärzte und Krankenschwestern benutzt und sich an ihnen aufgewertet. Sie hat ihr Kind schwer misshandelt und die Behandelnden im Glauben gelassen, eine Krankheit des Kindes zu behandeln. Dieses Verhalten ist eine absolute Ausnahme und darf nicht dazu führen, dass Ärzte ihre Patienten (bzw. deren Eltern) unter Generalverdacht stellen. Dennoch kann uns die Geschichte von Proxy daran erinnern, dass unplausible und wiederkehrende Symptomkonstellationen, für die keine körperlichen Ursachen gefunden werden, auch manchmal ein MBPS als äußere Ursache haben können.

Literatur

Bundesministerium für Familie, Senioren, Frauen und Jugend: Bundeskinderschutzgesetz (einsehbar unter http://www.gesetze-im-internet.de/kkg/BJNR297510011.html).

6 Ich will nicht lachen, ich will nicht weinen – ich will verstehen

Wie denkt ein Psychotherapeut über Frau Proxy?

Ulrich Sachsse

Ich darf mich Ihnen vorstellen: Mein Name ist Ulrich Sachsse. Ich bin Psychotherapeut, Psychiater, Psychosomatiker, Psychoanalytiker, Psychotraumatologe. Seit mehr als 30 Jahren bewege ich mich auf unterschiedlichsten Psycho-Feldern. Mit Frau Proxy beschäftige ich mich in meiner Rolle als Psychotherapeut. Meine Überlegungen basieren auf Theorien, die überwiegend aus dem Feld der Psychoanalyse stammen, aber auch aus dem des systemischen und des psychotraumatologischen Denkens.

Wie arbeiten Psychotherapeuten (Hermer u. Röhrle 2008a)? Im Grunde genommen arbeiten wir heute mit ganz ähnlichen Wirkmechanismen wie früher die Schamanen, Priester, vielleicht sogar ähnlich wie manche Heilige. Viele Störungen der Seele wurden früher als Besessenheit verstanden, und ihre Behandlung und Heilung war Aufgabe von besonders kompetenten Nonnen und Mönchen, Priestern und weisen Frauen (Charcot u. Richer 1887). Nicht selten geschah dies mit Unterstützung von wichtigen Reliquien, in deren Umgebung psychisch kranke Menschen sich besonders gut dem Einfluss der Heiler öffnen konnten. Der amerikanische Psychiater Jerome Frank hat in seinem Buch »Die Heiler« (Frank 1987) hervorgehoben, dass bestimmte Elemente immer wieder zusammenwirken (Lambert u. Barley 2008): Der Therapeut oder die Therapeutin stellen eine gute, vertrauensvolle therapeutische Beziehung her, in der sich ein Mensch öffnen kann. Durch seine Ausstrahlung, vielleicht aber auch durch Informationen und Erklärungen, vermittelt der Therapeut Hoffnung, dass eine Besserung möglich ist. Der Therapeut arbeitet mit einem persönlichen Entstehungs- und Veränderungs-»Mythos«, einem Erklärungsmodell, einem Konzept dafür, wie die Störung entstanden ist und wie sie zu bessern oder zu heilen ist. Heutzutage möchte auch der informierte Patient eine Erklärung, einen rationalen Mythos vermittelt bekommen, wie es zu der Störung kommen konnte und wie sie gebessert werden wird.

Unsere Mythen, Theorien und Konzepte sind uns Therapeuten ungemein wichtig, geradezu heilig. Das geht so weit, dass viele von uns postulieren, eine bestimmte Sammlung wissenschaftlicher Mythen wäre das Fundament ihrer beruflichen Identität; der eine hat dann eine psychoanalytische Identität, der andere eine verhaltenstherapeutische, der dritte eine systemische, und der vierte ist von Theorien der humanistischen Psychologie geprägt und mit ihnen identifiziert. Wissenschaftliche Studien haben ergeben, dass wir Therapeuten die Bedeutung unserer Entstehungs- und Wirksamkeits-Mythen massiv überschätzen. Psychoanalytisch-psychodynamisch arbeitende Therapeuten haben ganz ähnliche Wirkungen wie verhaltenstherapeutisch, systemisch oder gestalttherapeutisch arbeitende Kollegen (Leichsenring u. Leibing 2003). Trotzdem gruppieren wir unsere Berufsverbände, unsere Fachzeitschriften, unsere Fortbildung und unsere Selbst-Präsentation um eine solche berufliche Identität.

Frank hat hier ausdrücklich von Mythen gesprochen, weil unsere Konzepte sehr stark einem zeitlichen Wandel unterworfen sind. Eine bestimmte Patientin habe ich vielleicht 1960 als Grundstörung nach Michael Balint diagnostiziert, 1970 als narzisstische Störung nach Heinz Kohut, 1980 war es eine Borderline-Patientin nach Otto F. Kernberg und Christa Rohde-Dachser, 1990 eine komplexe Posttraumatische Belastungsstörung nach Bessel van der Kolk und Judith Herman. 2000 lautete die Diagnose »Aufmerksamkeits-Defizit-Syndrom (ADHS) im Erwachsenenalter«, und heute diagnostizieren die Kollegen diese Patientin als »leichten Asperger mit Hochbegabung«. Alle 5–10 Jahre wird also eine neue Sau durchs Dorf gejagt, und alle klatschen begeistert. Sie tun dies, weil sie die Hoffnung haben, schwer zu verstehende und schwer zu behandelnde Menschen mit diesem neuen Konzept, dieser neuen Theorie, diesem neuen Mythos besser verstehen und dann auch besser behandeln zu können. Und das ist völlig berechtigt. Während ein Patient mit der Diagnose »Borderline-Persönlichkeitsstörung« 1960 eine Chance von 25 % hatte, sich durch eine Psychotherapie erheblich zu bessern, liegt diese Chance heute bei 65–75 % (Dulz et al. 2011). Wir Psychotherapeuten sind in den vergangenen Jahrzehnten viel, viel besser geworden.

Jetzt erlaube ich mir einmal einen langen Ausflug, um für die Psychotherapie zu werben. Etwa 1955 behauptete ein englischer Forscher namens Eysenck, dass seelische Störungen sich in einem halben Jahr von alleine bessern oder völlig ausheilen – es sei denn, sie werden behandelt, dann chronifizieren sie. Diese sarkastische Unterstellung ist nachweislich falsch (Hermer u. Röhrle 2008b).

Mehr als 80 % aller Menschen, die unter einer korrekt diagnostizierten seelischen Erkrankung leiden, geht es durch eine Psychotherapie deutlich besser, als wenn sie in dieser Zeit nicht behandelt würden.

Es gibt Hunderte von Studien mit »Wartegruppen-Design«, die klar belegen: Mit Psychotherapie bessern sich Menschen mit seelischen Störungen schneller und besser als durch reines Abwarten ohne Psychotherapie.

Dann wurde eine Zeit lang behauptet, ein Gespräch mit dem besten Freund oder der besten Freundin sei genauso wirksam wie eine Therapiesitzung bei einem professionellen Helfer. Auch das ist inzwischen klar widerlegt. Wenn ich mich mit dem Problem herumschlage, dass ich Maulwürfe im Garten habe, ist vielleicht wirklich ein Gespräch mit meinem Nachbarn hilfreicher als mit einem Psychotherapeuten, weil mein Nachbar mehr vom Garten versteht als mancher Psychotherapeut. Wenn ich aber eine Depression oder eine Angsterkrankung habe, dann ist ein professioneller Helfer einem Laien, einem engagierten Mitmenschen überlegen. Wir Psychotherapeuten haben gelernt, Symptomen und Problemen verständnisvoll zu begegnen, mit denen die durchschnittlichen Mitmenschen überfordert sind.

Die nächste Unterstellung war, dass Psychopharmaka deutlich besser wirken als dieses Rumgerede bei der Psychotherapie. Auch das ist inzwischen widerlegt. Bei fast allen seelischen Störungen ist eine reine Psychotherapie einer reinen Pharmakotherapie mittelfristig überlegen. Die meisten Menschen werden sinnvollerweise bei einer akuten Symptomatik mit einem wirksamen Medikament behandelt, möglichst bald zusammen mit einer Psychotherapie. Dann kann das Medikament oft reduziert oder gar abgesetzt werden, und die Psychotherapie kann verändernd zur Wirkung kommen. Nur bei einer genau definierten Gruppe von psychotischen Erkrankungen ist die Pharmakotherapie einer Psychotherapie überlegen. Kein Psychotherapeut kann einen manischen Patienten in der akuten Phase behandeln.

Unbeantwortet blieb noch die Frage, wie wirksam Psychotherapie denn ist. Auch da hat es in den letzten zehn Jahren eine Reihe von Forschungen gegeben, z. T. an sehr großen Gruppen von Patientinnen und Patienten, die einer bestimmten Krankenkasse angehörten oder auch ein bestimmtes Krankheitsbild gemeinsam hatten. Dabei haben auch sehr skeptisch prüfende Forschungen ergeben, dass Psychotherapie eine durchaus hohe

Wirksamkeit hat, mit sogenannten Effekt-Stärken von über 1. Das bedeutet, dass sich Werte in Fragebogen-Erhebungen um mehr als eine statistische Standardabweichung bessern. Das ist schon ganz ordentlich, auch im Gesamtfeld der Heilkunde.

Um nicht missverstanden zu werden: Wir haben weiterhin einzelne Gruppen von Patienten, an denen sich verschiedenste Psychotherapeuten mit unterschiedlichsten Mythen, Methoden und Theorien abarbeiten, ohne überzeugend zur Wirkung zu kommen. Die Fortschritte der letzten Jahrzehnte ermutigen dazu, bei diesen Patientengruppen neue psychotherapeutische Vorgehensweisen weiter gründlich klinisch zu erproben und unsere Wirksamkeit zu beforschen. Ich habe gerade ausgeführt, dass wir schwere Störungsbilder wie die Borderline-Störung heute viel häufiger bessern können als vor einigen Jahrzehnten. Menschen mit einer schizophrenen Psychose ist durch eine kombinierte Pharmako- und Psychotherapie viel besser zu helfen als noch vor wenigen Jahrzehnten. Resignation und Pessimismus sind da völlig unberechtigt.

Nach dieser langen Einleitung werden Sie sich fragen: Behauptet Ulrich Sachsse etwa, dass er Frau Proxy gut versteht und diese Frau leicht zu behandeln ist? Kurz und klar: Nein! Gerade bei ihrem Störungsbild habe ich den Eindruck, dass die Mythen noch unzureichend sind, dass die Theorien und Konzepte Annäherungen darstellen, bruchstückhaft sind, noch nicht wirklich greifen. Ohne meine Konzepte, Theorien und Mythen könnte ich mich Frau Proxy aber gar nicht therapeutisch zuwenden. Ich wäre dann gefangen in meiner Empörung, Verachtung, Abneigung, meinem Abscheu und meiner moralischen Verurteilung. Meine Gefühle würden mich lähmen, ich würde blindlings verurteilen. Diese Affekte gilt es wahrzunehmen, zu respektieren, dann aber als Signale einzuordnen und nicht handlungsleitend werden zu lassen.

Moralische Verurteilung war noch nie eine sonderlich wirksame Erziehungsmethode, geschweige denn Psychotherapie-Methode.

Ein Philosoph soll einmal gesagt haben: »Ich will nicht lachen, ich will nicht weinen, ich will verstehen.« Auch ich versuche, mich in der Begegnung mit Frau Proxy erst einmal in meinen Verstand hinein zu retten, um mit meinen Gefühlen umzugehen. Das geht mir natürlich nicht nur bei Patientinnen wie Frau Proxy so, sondern auch bei Patientinnen, die sich selbst schwer verletzen (Sachsse 1996) oder die ihre Kinder getötet haben. Mehr und mehr wird deutlich, dass schwere Straftaten auch beim Täter ganz erhebliche seelische Störungen hinterlassen können. Straftaten können verarbeitet werden wie ein Trauma, können beim Täter vergleichbare Spuren hinterlassen wie beim Opfer. Das war schon aus der Arbeit mit Soldaten bekannt, die im Krieg zu Kriegsverbrechern geworden waren, selbst aber auch unter dem Krieg erheblich gelitten hatten (Shay 1998). Es wird aber auch deutlich in der Arbeit mit Frauen und Männern, die schwere Körperverletzungen oder Tötungsdelikte begangen haben. Es klingt erst einmal widersinnig: Auch Täter können eine Posttraumatische Belastungsstörung durch ihre Tat bekommen. Das wusste schon Shakespeare, der das Drama »Macbeth« geschrieben hat. Herr und Frau Macbeth haben den König umgebracht, und beide entwickeln eine Posttraumatische Belastungsstörung.

Nähere ich mich also ganz bewusst der Patientin Frau Proxy, dem »Fall Proxy« zunächst als nüchterner Forscher. Da kommt immer als erste Frage: »Wie häufig ist so etwas eigentlich? Wie ist die Epidemiologie?« In diesem Fall liegt es in der Natur der Sache, dass es hierzu keine verlässlichen Aussagen gibt. In Neuseeland hat man über 150 praktizierende Kinderärzte befragt und dabei das Ergebnis erhalten, dass bei zwei von 100 000 Kindern im Alter unter 16 Jahren Bezugspersonen wahrscheinlich

Krankheitsbilder erzeugt haben. In einer anderen Untersuchung wurde geschätzt, dass es in Großbritannien pro Jahr etwa 200 Fälle geben mag. Der größte Teil der betroffenen Kinder war hier jünger als 5 Jahre. Bei solchen Erhebungen wird dann immer gesagt: Vermutlich gibt es eine hohe Dunkelziffer. Als Forscher kann man dazu nur sagen: Kann sein, kann auch nicht sein. Klar ist: Münchhausen-by-proxy ist selten.

Die nächste Frage lautet: »Zu welcher Störungsgruppe gehört denn dieses Syndrom?« Es gehört zur Gruppe der sogenannten Artifiziellen Störungen, angloamerikanisch: Factitious Disease (FD). Der englische Internist Richard Asher hat 1951 die Bezeichnung »Munchausen-Syndrome« für diese Gruppe von Erkrankungen eingeführt. Es gibt Menschen, die heimlich bei sich selbst Krankheiten induzieren und sich damit in Behandlung begeben. In der Bundesrepublik hat sich der Erforschung und Vermittlung dieses Krankheitsbildes insbesondere Annegret Eckhardt-Henn gewidmet. Sie hat das nach wie vor gültige Standard-Fachbuch dazu geschrieben sowie die spezifischen Kapitel in wichtigen Handbüchern (Eckhardt 1989, 1997; Eckhardt-Henn 2011). Um die Erforschung der Artifiziellen Störungen haben sich auch Plassmann (1994) und Paar (Paar u. Eckardt 1987) sehr verdient gemacht. Zwischen 1985 und 1995 gab es am Deutschen Kollegium für Psychosomatische Medizin (DKPM) eine Arbeitsgruppe »Artifizielle Erkrankungen«, zu der viele Kolleginnen und Kollegen gehörten, die später auf dem Feld der Borderline-Persönlichkeitsstörung, der Traumafolgestörungen und der psychosomatischen Erkrankungen wichtige Beiträge geliefert haben (Hirsch 1989; Willenberg u. Hoffmann 1997).

Während Artifizielle Störungen, also das Herbeiführen von Krankheitssymptomen am eigenen Körper, gar nicht so selten sind, tritt das Münchhausen-by-proxy-Syndrom sehr viel seltener auf. Hier induziert eine Mutter, manchmal auch der Vater oder eine andere Versorgungsperson, ein Krankheitssyndrom bei einem Kind. In den Fällen, in denen Untersuchungen möglich waren, fand man heraus, dass in etwa 80 % der Fälle die Mütter die Täterinnen sind, in 5 % die Väter. Auch in unserem Fall ist es so: Frau Proxy ist die Mutter des geschädigten Kindes.

Wie kann ich als »Psycho« Frau Proxy verstehen? Welche Theorien, Konzepte, Mythen können mir helfen, weder zu lachen noch zu weinen, sondern zu verstehen? »Niemand ist so verrückt, dass er nicht einen noch Verrückteren fände, der ihn versteht.« Auf einer Spaß-Postkarte wird dieser Spruch dem Philosophen Friedrich Nietzsche zugeschrieben. Der Spruch beinhaltet: Um Ver-rücktes zu verstehen, muss ich mich hineinversetzen können, muss so etwas Ähnliches in mir selbst finden können. Das ist einen Versuch wert: Versuche ich also mal, Frau Proxy zu verstehen. Einer der wichtigsten Schritte von Sigmund Freud ist es gewesen, verdeutlicht zu haben, dass pathologisches, unverständliches, krankhaftes, gestörtes menschliches Verhalten sehr oft das Extrem eines Normalverhaltens ist und in manchen Phasen der Kindheit völlig normal und angemessen war (Freud 1905). Sehr viele seelische Symptome sind »regressiv«, bedeuten also ein Zurückgehen in die Kindheit. Nicht alle Symptome sind so verstehbar. Für manche Symptome gibt es auch keinen Anknüpfungspunkt im Normalverhalten oder in der Kindheit, aber bei sehr vielen Symptomen und Verhaltensstörungen ist es möglich, über das Verständnis normaler Verhaltensweisen einen Schritt weiter zu kommen.

Zunächst fällt auf: Frau Proxy behandelte ihre Tochter nicht wie ein eigenständiges Wesen, sondern eher wie einen Körperteil. Die Psychoanalyse hat für solche Beziehungsformen zwischen eigentlich eigenständigen und abgegrenzten Menschen die Metapher »symbiotisch« entwickelt. Symbiose ist im Tierreich das sehr enge Zusammenleben von zwei eigenständigen, unabhängigen Tieren, die aufeinander angewiesen sind, von der Symbiose profitieren und ohne einander nicht mehr gut lebensfähig sind. – Mit dem Begriff »symbiotisch« wird in der Entwicklung von Menschen die Zeit im Uterus und in der allerfrühesten Kindheit beschrieben. Säuglinge werden sehr viel früher eigenständig und erleben sich sicherlich sehr viel früher als getrennt von der Mutter, als man noch vor wenigen Jahrzehnten annahm.

Früher dachte man, Säuglinge erlebten sich noch ein Jahr nach der Geburt als mit der Mutter intrauterin-symbiotisch verbunden. Heute weiß man, dass die Individuation schon mit wenigen Wochen beginnt. Einige Säuglingsforscher vermuten inzwischen sogar, dass die Individuation schon einige Stunden nach der Geburt beginnt.

Trotzdem gibt es zwischen Erwachsenen Beziehungen, die von außen so wirken, als ob zwischen den beiden gar keine Grenze bestehen würde. Selbst und Objekt verschwimmen, beide haben keine Grenze zwischen sich, beide sind seelisch siamesische Zwillinge, eine ewige Mutter-Säuglings-Einheit, ein Herz und eine Seele. Das wirkt manchmal schon merkwürdig. Beziehungen zwischen erwachsenen Menschen, die symbiotisch anmuten, sind immer gefährdet, weil einer sich entwickeln, »individuieren« kann und es dann für den anderen sehr schwierig wird. Aber phasenweise, eher kurzfristig, kann ein symbiotischer Zustand auch durchaus gesund, normal, höchst befriedigend sein. Solche symbiotischen Entgrenzungszustände können in der Sexualität vor, beim und nach dem Orgasmus sehr lustvoll und erfüllend sein, wenn sie danach wieder abgelöst werden von Zuständen, in denen die Grenzen klar sind, die Individualität wieder deutlich erlebt wird.

Natürlich haben kleine Kinder zu ihren Eltern eine Beziehung, in der immer wieder sehr viel Nähe, Wärme, Eins-Sein, Verschmelzung stattfindet. Die Mutter sollte in der Lage sein, einen solchen Zustand mit dem Kind herzustellen, vielleicht sogar auch der Vater und die Großeltern. Aber sie sollten sich aus diesem Zustand auch immer wieder lösen können, um wahrzunehmen, dass dieses Kind ein eigenständiges Wesen ist, gar nicht so selten mit Wesenszügen, die den Eltern möglicherweise etwas fremd sind. Kinder weisen durchaus manchmal Verhaltensweisen und Charaktermerkmale auf, bei denen sich die Eltern fragen: »Von wem hat mein Kind das denn?« Das ist gut so, denn dann wird deutlich: Das Kind ist kein Klon, keine 3-D-Kopie, sondern ein abgegrenztes und sehr eigenständiges Wesen.

So behandelte Frau Proxy ihre Tochter in Situationen eigenen Hochstresses nicht.

Sie behandelte die Tochter so, wie eine Patientin mit Artifizieller Erkrankung ihren Körper behandelt. Sie behandelte den Körper der Tochter wie eine Patientin mit Artifizieller Erkrankung den eigenen Körper. Sie regulierte ihre eigene somatopsychische Befindlichkeit über den Körper des Kindes.

Wiederum ist das im Prinzip nichts absolut Pathologisches. Viele Mütter nehmen ihre Kinder auf den Arm, wenn sie selbst traurig sind und Trost brauchen. Sie sagen ihren Kindern dann auch: »Du bist das Trostpflaster meiner Seele. Du bist mein Trösterchen. Du bist meine Wärmflasche. Wenn ich dich nicht hätte!« – und noch manches mehr. Vorübergehend ist das in Ordnung; aber natürlich ist es erstrebenswert, dass die Mutter sich selbst regulieren kann und das nicht überwiegend über den Körper und die Seele des Kindes erfolgt. Dann wird das Kind zum Eltern-Ersatz, wird »parentifiziert«.

Ungewöhnlich ist hier, dass die Mutter sich nicht stabilisiert über das Kind als Trostpflaster, sondern darüber, dass sie den Körper des Kindes krank macht. Als psychoanalytischer Therapeut kann ich den fantastischen Mythos entwickeln, diese Mutter schiebe ihr seelisches Kranksein quasi in das Kind hinein und behandelt es außen im Kind. Wenn ich eigene seelische Anteile in jemand anderen hineinsehe, nennt man das »Projektion«. Auch das ist ein ganz normaler, häufig zu beobachtender Vorgang. Zwischen ganzen Bevölkerungsgruppen kann es zu heftigen Projektionen kommen. Dann werden bestimmte Eigenschaften bestimmten Volksgruppen zugeschrieben und dort bekämpft. Das kann für die Betroffenen sogar lebensgefährlich werden. Wenn ich etwas Krankes, Schlimmes, Schlechtes nicht nur projiziere, sondern dann draußen auch noch manipuliere und unter Kontrolle behalte, lautet der Fachausdruck »projektive Identifizierung«. Ich schiebe mein Krankes in das Kind, nehme es dort wahr und behandele es draußen.

Das klingt schon irgendwie ziemlich krank, ziemlich gestört, ziemlich außergewöhnlich und unnormal. Trotzdem ist auch dieser Mechanismus in der Normalbevölkerung gar nicht selten anzutreffen. Irgendeiner Nachbarin oder einem Nachbarn werden bestimmte üble Eigenschaften zugeschrieben, deshalb müssen die immer wieder kontrolliert werden. Auch in der Arbeitswelt laufen solche Mechanismen nicht selten ab. Die Fans der Fußballvereine Borussia Dortmund und Schalke 04, FC St. Pauli und Hansa Rostock, Eintracht Braunschweig und Hannover 96 sind einander innigst durch Prozesse projektiver Identifizierung verbunden.

Wenn ein wichtiger Aspekt der Realität nicht wahrgenommen wird oder werden kann, dann wird das auch manchmal als »psychotisch« bezeichnet. Hier muss man besonders aufpassen. Denn in der psychoanalytischen Theorie wird mit ein und demselben Begriff sowohl pathologisches als auch gesundes Verhalten gekennzeichnet. Sigmund Freuds Erkenntnis, dass zwischen Normalität und Abnormität kein kategorialer Unterschied besteht, hat auch dazu geführt, dass manche Begriffe etwas völlig Normales und sehr Pathologisches gleichzeitig beschreiben. Das ist ungut, erleichtert nicht die Klarheit und Klärung, verschleiert mehr, als es erhellt. Die Wahrnehmung »Mein Kind ist ein Teil meines Selbst, der Körper meines Kindes ist ein Anteil meines eigenen Körpers« ist sicherlich völlig unrealistisch.

Trotzdem würde ich dafür ungern die Metapher »psychotisch« verwenden. Dieser Begriff bezeichnet etwas anderes, eine andere Kategorie von Realitätsverkennungen.

Ein anderer Begriff, ein anderes Konzept kann uns hier eine Verständnismöglichkeit eröffnen: Das Konzept vom Selbst-Objekt. Die psychoanalytische Selbst-Psychologie von Heinz Kohut (1973) und seinen Schülern erfasst das Selbst-Erleben. Damit wir uns als menschliches Selbst ganz, heil, gut, ausgeglichen fühlen, haben wir Menschen häufig Selbst-Objekte. Ein solches Selbst-Objekt kann ein Kleidungsstück sein, in dem wir uns besonders ausgeglichen, sicher und selbstsicher fühlen. »In meinem langen, schwarzen Mantel bin ich erst ich selbst. Und wenn ich dann noch eine bestimmte Musik höre, dann weiß ich: Ich bin ein Mitglied der Gothic-Szene.« Nicht nur Gegenstände, sondern auch Musik kann ein Selbst-Objekt sein, mit dem ich verschmolzen bin, in dem ich mich erst ganz, ganz ich selbst fühle. Das gilt selbstverständlich auch für Beziehungen. Sehr viele Menschen bezeichnen einen langjährigen Partner etwas spöttisch als »meine bessere Hälfte«, haben mit dieser Bezeichnung aber vermutlich durchaus Recht. In einem Schlager heißt es: »Wenn du gehst, dann geht auch ein Teil von mir«. Nahe Bezugspersonen sind für uns immer auch Selbst-Objekte, das ist völlig normal und selbstverständlich: keine nahe, wichtige Beziehung ohne Selbst-Objekt-Anteil.

Diese Normalität der Selbst-Objekt-Beziehungen wird natürlich verlassen, wenn die Identität des anderen quasi gelöscht wird. Wenn der andere nur noch Selbst-Anteil ist, dann wird diese Form der Beziehung gestört, pathologisch, problematisch. Und dies ist im Verhältnis von Frau Proxy zu ihrem geborenen und zu ihrem ungeborenen Kind uneingeschränkt der Fall gewesen. Hier geht es nicht um den konkreten anderen Menschen, um das konkrete andere Lebewesen, das konkrete andere Kind – hier geht es um Frau Proxy selbst.

Und worum geht es in psychodynamischer Sicht bei Proxy für Proxy? Es geht darum, dass Frau Proxy sich nicht umbringt angesichts ihrer Kindheitsgeschichte, Jugendgeschichte und ihrer aktuellen Wirklichkeit. Das Konzept der Posttraumatischen Belastungsstörung (PTBS) trifft auf Frau Proxy uneingeschränkt zu. Sie ist in der Kindheit vielfach sadistisch-sexuellen Handlungen einer nahen Bezugsperson ausgesetzt gewesen, die sie tief verletzt, verstört, erschüttert, in seelische Lebensgefahr gebracht haben. Diese Ereignisse haben in ihr zu bleibenden Gedächtnisspuren geführt, die später aktualisiert werden, sofern es Situationen oder Signale gibt, die an die alten Lebenserfahrungen erinnern. Das bedeutet: Wenn eine heutige Situation so ähnlich, wenn ein Reiz so ähnlich ist wie die Reiz-Situation damals, dann werden alte Bilder, Geräusche, Stimmen, Gerüche und Gefühle ausgelöst, »getriggert«, die sehr mächtig werden. Diese ausgelösten Erinnerungen werden so mächtig, dass sie die gegenwärtigen Erfahrungen überlagern, die aktuelle Realität plattmachen. Wenn so etwas sehr ausgeprägt ist, wird es »Intrusion« genannt. Manche sprechen auch vom Flashback. Das kommt aus der Erfahrung mit LSD. Nach LSD-Trips, insbesondere nach schlimmen Horror-Trips, kann es sechs oder acht Wochen später passieren, dass Inhalte dieser Trips plötzlich wieder vor Augen stehen und den Realitätsbezug zur Gegenwart unterbrechen. Bei Intrusionen und Flashbacks ist jemand zur falschen Zeit am falschen Ort im falschen Film. Die Gegenwart geht unter, der Gegenwartsbezug hört auf. Das ist quälend, entnervend, aufreibend. Es belastet die Gegenwart und das gegenwärtige Leben. Es kann Freundschaften, Liebschaften, Beziehungen, Arbeitsbeziehungen kaputtmachen. Und es hinterlässt das ohnmächtige, quälende Gefühl: Ich habe die eigenen inneren Bilder und Phantome nicht unter Kontrolle. Die tun und lassen, was sie wollen, die setzen sich durch wie epileptische Anfälle. Natürlich gibt es alle Übergange, alle Abstufungen. Manche Menschen sind auch in zwei Wirklichkeiten gleichzeitig. In jeder Ausprägung sind Intrusionen ein Symptom, das die Lebensqualität massiv herabsetzt.

Nach ihrer Kindheit fürchtete Proxy diese Intrusionen und Zustände mehr als alles andere. Sie hatte Angst vor dem Einbrechen, dem Kontrollverlust, der Überschwemmung mit unkontrollierbaren Zuständen. (Zustände werden heutzutage als »States« bezeichnet.) Sie drohte, in einen Zustand von Verzweiflung, Leere, Schmerzen, Demütigungen, Selbstwertverlust, Körperentfremdung, Depersonalisation und Derealisation hineinzugeraten, der einfach unerträglich war. Manche Menschen fügen sich selbst Hautverletzungen zu, um solche Zustände zu beenden (Sachsse 1996, 2011; Sachsse u. Herbold 2016). Das hat Frau Proxy übrigens getan, als sie ihre Kinder nicht mehr schädigte.

Viele Menschen mit einer nicht behandelten intrusiven PTBS-Symptomatik stellen alles Mögliche an, damit diese Symptome nicht ausgelöst werden. Eine Möglichkeit ist riskantes Verhalten. Ich habe Menschen kennengelernt, die sich aus Intrusionen und dissoziativen Zuständen dadurch herausgeholt haben, dass sie in Felswänden ohne Absicherung geklettert sind. Sie berichteten: »Wenn ich da in der Wand bin, muss ich voll und ganz in der Gegenwart sein. Sonst bin ich tot.« Andere sind riskant Auto gefahren oder Motorrad. Wieder andere sind in Kneipen gegangen, haben Streit provoziert, um in eine Schlägerei verwickelt zu werden. Manche nennen solche Menschen »Stress-Junkies«, »Adrenalin-Junkies«. Die intensiv reizvolle, gefährliche Situation pusht den Adrenalin-Spiegel hoch, führt zu Noradrenalin-Ausschüttungen im Gehirn. Das bewirkt Wachheit, Vigilanz, erhöhten Muskeltonus und einen klaren Gegenwartsbezug.

Genau das geschah, wenn Frau Proxy ihre Tochter in einen bedrohlichen Krankheitszustand versetzte. Dann war das Kind in Gefahr, sie musste kompetent handeln und konnte es auch. In dieser Situation war sie einfach nur wach, kompetent, präsent.

Sie war in einem Flow, einem Zustand konzentrierter, kompetenter Wachheit, der durchaus etwas Erregendes haben kann. Es war für Intrusionen und Flashbacks einfach gar kein Raum. Es ging ums Überleben, um die Rettung des Kindes.

Frau Proxy hat in dieser Situation unbewusst sicher auch immer wieder eine Szene durchgespielt, in der sie das kranke Kind war, das sie früher sicher selbst gewesen ist, wenn auch nicht in der Form, in der ihr Kind jetzt krank war. Und sie war die kompetente Mutter, die sie früher nicht gehabt hatte.

Sie erfüllte sich selbst den Traum, als krankes, geschädigtes Kind eine hochkompetente Mutter an der Seite zu haben, die sie als ihr Kind schützt, rettet, aus der gefährlichen Situation heraus ins Krankenhaus in Sicherheit bringt. In dieser Szene ging es nicht um das wirkliche Kind, es ging um das sogenannte Innere Kind (Herbold u. Sachsse 2012).

Die Situation, mit Arbeit belastende Symptome und Empfindungen zu überlagern und beiseitezuschieben, ist als solche fast schon völlig normal. Sehr viele Menschen sind sogenannte Arbeitssüchtige, Workaholics. Immer dann, wenn Gefühle von Sinnlosigkeit, Leere, Trauer, Verbitterung, Enttäuschung, Ohnmacht, Wut, Verzweiflung in ihnen hochsteigen, werden sie geschäftig, aktiv, räumen etwas auf, bügeln ein wenig Kleidung, ordnen die Steuerunterlagen, checken die E-Mails, nehmen eine Einladung zum Vortrag oder für ein neues Buch an. Arbeit ist ein hervorragendes Antidepressivum. Abende, Wochenende oder gar Urlaube sind dann eher problematisch, aber dafür gibt es Ehrenämter, Vereine und andere unverzichtbare Aktivitäten. Der deutsche Sänger Tim Bendzko hat diesen Zustand hervorragend in seinem Lied eingefangen:

»Muss nur noch kurz die Welt retten,
danach flieg ich zu dir.
Noch 148 Mails checken
wer weiß was mir dann noch passiert
denn es passiert so viel
Muss nur noch kurz die Welt retten
und gleich danach bin ich wieder bei dir.«

Ich bin wichtig, ohne mich geht gar nichts, ich bin unverzichtbar, ohne mich geht die Welt unter. Und das stimmt für solche Menschen auch: Ohne meine geschäftigen Aktivitäten geht meine Welt unter, dann rutsche ich hinein in depressive Gefühle oder bin mit Leere und Sinnlosigkeit konfrontiert.

Dieser Normalzustand des arbeitssüchtigen Mitteleuropäers war nun bei Frau Proxy ins Pathologische gesteigert. Sie musste tatsächlich ihre innere Welt immer wieder retten, das Innere Kind immer wieder neu beleben, immer wieder ins Leben zurückholen, an ihrem Kind ihr inneres Drama abhandeln. Das hatte durchaus süchtige Seiten, wie beim Arbeitssüchtigen. Sie war wie eine Kinderrettungssüchtige. In regelmäßigen Abständen brauchte sie diese Erfahrung, musste sich so wieder aufbauen, ihre Welt retten, ihr Selbst vor dem Untergang bewahren. Das ist ihr gelungen.

Als Psychotherapeut habe ich Frau Proxy klar vermittelt: »Mit diesem Verhalten haben Sie sich vor Suizidalität bewahrt, haben sicherlich mehr als einmal einen Suizidversuch und auch sicherlich mehr als einmal einen Suizid verhindert. Als zwei erwachsene Menschen brauchen wir beide nicht zu klären, dass der Weg dahin falsch war, das Mittel verkehrt war, der Umgang mit dem Kind und dem ungeborenen Kindern eine Straftat war, dass Sie sich im erwachsenen Sinne schuldig gemacht haben und juristisch zu verurteilen gewesen wären – aber auf einer anderen Ebene haben Sie sich als Mutter Ihren Kindern erhalten, am Leben gehalten. Und damit haben Sie Ihren Kindern sicher auch genutzt.«

Ich bin sicher, dass genau an dieser Stelle viele Leserinnen und Leser mir nicht folgen werden. Sie werden sagen: »Das hätte anders gehen müssen. Hier hätten andere Mechanismen zur Wirkung kommen müssen. So wie es hier gegangen ist, geht es einfach nicht. Die Sache lässt sich nicht mit psychotherapeutischem Verständnis entschuldigen.« Geschenkt! Ich bleibe dabei:

> In einer paradoxen, fast verrückten Form hat diese Frau dadurch, dass sie ihr Kind geschädigt hat, ihrem Kind Gutes getan.

Das ist jetzt ein sehr persönliches Statement, niemand muss mir dabei folgen. Aber an dieser Stelle beziehe ich keine trickreiche, manipulative therapeutische Position, weil die für diese Patientin hilfreich ist, obwohl ich selbst gar nicht davon überzeugt bin. Ich bin überzeugt von dieser meiner inneren Position.

Jetzt sind wir schon bei der Psychotherapie. Frau Proxy weiß selbst nicht, warum die Therapie bei ihr zur Wirkung gekommen ist. Wie sind solche Mütter (in seltenen Fällen auch Väter) behandelbar?

Zunächst ist es ganz wichtig für alle Beteiligten und alle Leser: Nachweislich hat es auch schon falsche Anschuldigungen von Eltern gegeben, denen Münchhausen-by-proxy unterstellt wurde, die aber unschuldig waren. Es waren einfach sehr engagierte, vielleicht auch etwas überengagierte Eltern kranker Kinder. Das ist sehr ungerecht und bitter, aber Fehldiagnosen sind nie völlig auszuschließen. Und diese Diagnosen können in beide Richtungen falsch sein: Fälschlicherweise wird ein Münchhausen-by-proxy-Syndrom diagnostiziert, fälschlicherweise wird ein Münchhausen-by-proxy-Syndrom nicht diagnostiziert. Beides ist für das Kind und die Familie sehr problematisch.

Wenn Mütter von einer Kinderklinik oder einem Kinderarzt als Patientin mit einem Münchhausen-by-proxy-Syndrom »überführt« worden sind, kann es für einige lebensgefährlich werden. Nicht lebensgefährlich wird es für diejenigen, die alles abstreiten, verleugnen, von sich weisen. Werden Mütter überführt und gestehen sich selbst in dieser Situation ihr Handeln ein, werden sie oft suizidal, manche werden auch dissoziativ oder gar psychotisch, umgangssprachlich also »verrückt«. Das verdeutlicht, dass dieses hochpathologische Verhalten bei diesen Frauen einen anderen hochpathologischen Zustand überlagert und bewältigt. Allerdings nicht bei allen. Die Hintergründe dieses Symptoms sind vielfältig.

Wer dann in Therapie kommt, wird vermutlich mit den Möglichkeiten der traumazentrierten Psychotherapie (Sachsse 2009) behandelt werden müssen, verbunden mit der psychodynamischen Therapie oder der Schema-Therapie oder der kognitiven Verhaltenstherapie für Menschen mit schweren Bindungsstörungen. Da hat die Psychotherapie inzwischen ein breites, wirksames Repertoire zur Verfügung.

Rückblickend vermute ich, dass Frau Proxy in der Therapie ganz frühzeitig die Erfahrung machte: Hier darf ich mich mir selbst zuwenden, hier kann ich mich einbringen. Sie hat lange Jahre in ihrer ambulanten Therapie ihr Proxy-Verhalten nicht zum Thema gemacht. Sie hat es verschwiegen. Erst in einer späten Phase hat sie sich im Rahmen einer sehr vertrauensvollen therapeutischen Beziehung geoutet. Sie war in dieser Zeit übrigens nicht bei mir in Behandlung. Ihre wichtige Erfahrung war dann: Ich werde auch als eine Frau mit diesem Verhalten akzeptiert, gefördert, weiter therapiert. Ich werde nicht verurteilt und fortgeschickt.

Frau Proxy hat danach Störungsbilder und Krankheitssymptome entwickelt, die im Allgemeinen als Borderline-Persönlichkeitsstörung (Dulz et al. 2011) oder als Komplexe Traumafolgestörung (Sack et al. 2013) diagnostiziert werden. Dafür haben wir ambulant und stationär inzwischen gute Behandlungsmöglichkeiten, die bei Frau Proxy gut zur Wirkung gekommen sind.

Genau diese Erfahrung ist es, die diese Patientin von sich aus dazu bewogen hat, ihre Lebensgeschichte und Therapiegeschichte hier zur Diskussion zu stellen. Frau Proxy war bewusst, dass sie bei vielen Menschen einfach nur Verurteilung als »Monster-Mutter« ernten würde. Ihr war es wichtig, anderen Müttern mit diesem Syndrom zu vermitteln:

> »So etwas gibt es; wendet Euch an Therapeuten, öffnet Euch, lasst Euch behandeln. In dem Moment, in dem Ihr Euch in Behandlung begebt, wird es Euch erstmal schlechtergehen, denn die massiven Schwierigkeiten, die hinter diesem Verhalten liegen, werden dann zum Vorschein kommen und müssen behandelt werden. Der Weg aus dieser Störung heraus ist alles andere als einfach. Aber nach einiger Zeit Therapie ist das Leben lebenswerter: für Mutter und Kind.«

Literatur

Charcot J-M, Richer P (1887). Die Besessenen in der Kunst. Göttingen: Steidl 1988.

Dulz B, Herpertz SC et al. (Hrsg) (2011). Handbuch der Borderline-Störungen. 2. Aufl. Stuttgart, New York: Schattauer.

Eckhardt A (1989). Das Münchhausen-Syndrom. Formen selbstmanipulierter Krankheit. München, Wien, Baltimore: Urban & Schwarzenberg.

Eckhardt A (1997). Offene und heimliche Selbstbeschädigung. In: Egle UT, Hoffmann SO, Joraschky P (Hrsg). Sexueller Mißbrauch, Mißhandlung, Vernachlässigung. Stuttgart: Schattauer; S. 259–270.

Eckhardt-Henn A (2011). Artifizielle Störungen, Münchhausen-Syndrom, Münchhausen by Proxy. In: Dulz B, Herpertz SC, Kernberg OF, Sachsse U (Hrsg). Handbuch der Borderline-Störungen. 2. Aufl. Stuttgart: Schattauer; S. 515–529.

Frank JD (1987). Die Heiler. München: dtv.

Freud S (1905). Drei Abhandlungen zur Sexualtheorie. GW V. Frankfurt a. M.: Fischer 1999; S. 27–145.

Herbold W, Sachsse U (Hrsg) (2012). Das so genannte Innere Kind. Vom Inneren Kind zum Selbst. 2., überarb. Aufl. Stuttgart, New York: Schattauer.

Hermer M, Röhrle B (Hrsg) (2008a). Handbuch der therapeutischen Beziehung. Bd. 1 und 2. Tübingen: dgvt-Verlag.

Hermer M, Röhrle B (2008b). Therapeutische Beziehungen: Geschichte, Entwicklungen und Befunde. In: Hermer M, Röhrle B (Hrsg). Handbuch der therapeutischen Beziehung. Bd. 1: Allgemeiner Teil. Tübingen: dgvt-Verlag; S. 15–105.

Hirsch M (1989). Der eigene Körper als Objekt. Zur Psychodynamik selbstdestruktiven Körperagierens. Berlin, Heidelberg, New York: Springer.

Kohut H (1973). Narzißmus. Frankfurt a. M.: Suhrkamp.

Lambert MJ, Barley DE (2008). Die therapeutische Beziehung und der Psychotherapieeffekt – eine Übersicht empirischer Forschungsergebnisse. In: Hermer M, Röhrle B (Hrsg). Handbuch der therapeutischen Beziehung. Bd. 1: Allgemeiner Teil. Tübingen: dgvt-Verlag; S. 109–140.

Leichsenring F, Leibing E (2003) The effectiveness of psychodynamik psychotherapy and cognitive-behavioral therapy in personality disorders. A meta-analysis. Am J Psychiatry; 160: 1223–1232.

Paar G, Eckardt A (1987). Chronisch vorgetäuschte Störungen mit körperlichen Syndromen – eine Literaturübersicht. Psychother Med Psychol; 37: 197–204.

Plassmann R (Hrsg) (1994). Factitious Disease. Psychotherapy and Psychosomatics. Basel, Freiburg, Paris: Karger.

Sachsse U (1996). Selbstverletzendes Verhalten. Das Trauma, die Dissoziation und ihre Behandlung. Göttingen, Zürich: Vandenhoeck & Ruprecht.

Sachsse U (Hrsg) (2009). Traumazentrierte Psychotherapie. Theorie, Klinik und Praxis. Studienausgabe. 2. Aufl. Stuttgart, New York: Schattauer.

Sachsse U (2011). Selbstverletzendes Verhalten (SVV) als somatopsychosomatische Schnittstelle der Borderline-Persönlichkeitsstörung. Dulz B, Herpertz SC et al. (Hrsg). Handbuch der Borderline-Störungen. 2. Aufl. Stuttgart, New York: Schattauer; S. 390–405.

Sachsse U, Herbold W (Hrsg) (2016). Selbst-Verletzung. Stuttgart: Schattauer.

Sack M, Sachsse U et al. (Hrsg) (2013). Komplexe Traumafolgestörungen. Diagnostik und Behandlung von Folgen schwerer Gewalt und Vernachlässigung. Stuttgart, New York: Schattauer.

Shay J (1998). Achill in Vietnam. Kampftrauma und Persönlichkeitsverlust. Hamburg: Hamburger Edition.

Willenberg H, Hoffmann SO (Hrsg) (1997). Handeln – Ausdrucksform psychosomatischer Krankheit und Faktor der Therapie. Frankfurt a. M.: VAS.

Nachwort

Liebe Leserin, lieber Leser,

in den vergangenen Jahren habe ich mich sehr mit meinem Leben auseinandergesetzt. Vieles ist immer noch so schmerzhaft – mich hat mein ganzes Leben lang niemand in den Arm genommen und getröstet –, dass ich mich meinen erduldeten Qualen und meinen späteren Taten an meinen so geliebten Kindern nur mit Hilfe und sehr dosiert zuwenden kann.

Die Juristin stellt klar: Ich habe nicht aus Notwehr gehandelt, als ich meinen Stiefvater verletzt habe, und hätte bestraft werden müssen. Wäre ich nur bestraft worden! Ich hätte damals schon sehr wahrscheinlich Hilfe bekommen, mein Leid wäre unterbrochen worden, und ich wäre womöglich nicht zur Täterin geworden. Aber die Eltern schwiegen. Sie hatten gute Gründe zu schweigen.

Ich bin zur Täterin geworden und führe jetzt ein vom Gesetz unbestraftes Leben. Das fühlt sich oft falsch an, obwohl ich ganz sicher bin, innerlich keine Wahl gehabt zu haben, und ich auch nicht glaube, dass es meinen Kindern und mir geholfen hätte, wenn ich verhaftet worden wäre.

Hätte eine Gefängnisstrafe mich von meiner Schuld erlöst? Ich weiß es nicht. Ich muss mit meiner Schuld leben. Ich muss auch damit leben, zwei Leben zu führen: ein inneres und ein äußeres. Niemand in meinem privaten Umfeld kennt meine Geschichte. Niemand ahnt, was ich getan habe. Niemandem kann ich mich anvertrauen, sagen, was mich wirklich beschäftigt. Mein inneres Leben ist ein Überlebenskampf, das äußere ist funktionieren, sich anpassen, auch lügen; ohne dieses äußere Leben wäre mir aber kein Überleben möglich.

Noch habe ich nicht jeden Satz in diesem Buch verinnerlicht. Einiges hilft sehr. Einiges kann ich schwer aushalten. Und einige Ansichten und Aussagen kann ich nicht nachvollziehen.

Nicht alle Therapeutinnen und Therapeuten haben mir übrigens »gutgetan«. Ich danke umso mehr all jenen meiner Therapeutinnen und Therapeuten, die mir geholfen haben, mir gutgetan haben, für die jahrelange Behandlung, Hilfe und Begleitung.

Ohne sie wäre ich eine verlorene Seele geblieben.

Ihre Frau Proxy